Yahya Fareed
Basima AL-Ghazali
Husham Mankhi

A Relação entre Mieloperoxidase, Leucotrienos e Paraoxonase

Yahya Fareed
Basima AL-Ghazali
Husham Mankhi

A Relação entre Mieloperoxidase, Leucotrienos e Paraoxonase

Em Pré-eclampsia

ScienciaScripts

Imprint

Cover image: www.ingimage.com

This book is a translation from the original published under ISBN 978-3-659-76474-5.

Publisher:
Sciencia Scripts
is a trademark of
Dodo Books Indian Ocean Ltd. and OmniScriptum S.R.L publishing group

120 High Road, East Finchley, London, N2 9ED, United Kingdom
Str. Armeneasca 28/1, office 1, Chisinau MD-2012, Republic of Moldova, Europe
Printed at: see last page
ISBN: 978-620-8-09010-4

Reconhecimento

Louvado seja ***o*** *nosso* ***Deus*** *Todo-Poderoso****,*** *o Gracioso, que me deu o poder e a motivação para realizar e apresentar este trabalho.*

1 Gostaria de expressar a minha sincera gratidão e apreço ao meu honorável supervisor, Prof. ***Dr. Yahya Y. Zaki****, pela sua orientação, conselhos valiosos e apoio.*

Estou especialmente grato e agradecido à minha supervisora, Prof. Assistente essor ***Dr. Basima ShAL-Ghazali****, pelos seus grandes esforços nesta investigação.*

Estou profundamente grato à ***Faculdade de Medicina,*** *representada pelo Reitor e pelo pessoal, pela disponibilização das instalações necessárias para a realização deste trabalho, e ao Departamento de Química e Bioquímica da Faculdade de Medicina da Universidade AL-Nahrain, em particular ao diretor do Departamento,* ***Dr. Omar F. Abdul-Rasheed****, pelo seu apoio, atenção, cooperação e notificação durante o trabalho.*

Agradeço a grande ajuda e o apoio da ***Dra. Ashdaa F. Abood.***

Os meus profundos agradecimentos ao ***Hospital Universitário AL-Zahraa*** *na cidade de Najaf, especialmente ao laboratório de química clínica e à equipa médica. . 1 Estou profundamente grato aos meus amigos, especialmente ao farmacêutico* ***Karrar H. Kammona*** *(Mestre em Farmacologia) pelo seu apoio.*

Husham

ÍNDICE DE CONTEÚDOS:

Lista de abreviaturas

ARF	Acute renal failure
AT1-AA	Angiotensin II type 1 receptor autoantibody
BMI	Body Mass Index
CRP	C-reactive protein
CysLTs	cysteinyl-leukotrienes
DIC	Disseminated intravascular coagulation
ELISA	Enzyme Linked Immuno Sorbent Assay
Eng	Endoglin
ET-1	Endothelin
HDL	High Density Lipoprotein
HELLP	haemolysis, elevated liver enzymes and low platelet count
Hg	Mercury
HRP	Horseradish Peroxidase
ICAM-1	InterCellular Adhesion Molecule
IL	Interleukin
IUGR	Intra uterine growth retardation
LDL	Low Density Lipoprotein
LTB4	Leukotriene-B4
LTC4	Leukotriene-C4
LTD4	Leukotriene-D4
LTE4	Leukotriene-E4
LTs	Leukotrienes
MAP	Mean Arterial Pressure
MCP-1	Monocyte Chemotactic Protein
Mg	Milligram
Min	Minute
Ml	Milliliter

Mm	Millimeter
MPO	Myeloperoxidase
Ng	Nanograme
NO	Nitric Oxide
O.D	Optical Density
PE	Preeclampsia
Pg	Picograme
PlGF	Placental Growth Factor
PLA$_2$	Phospholipase A$_2$
PON-1	Paraoxonase-1
ROS	Reactive Oxygen Species
RAS	Renin-Angiotensin System
Rpm	Round per minute
sFlt-1	Soluble Fms-like tyrosine kinase -1
SOD	Superoxide dismutase
TG	Triglycerides
TGF	Transforming Growth Factor
Th	T-helper
TMB	Tetramethyl benzidine
TNF	Tumor Necrosis Factor
U	Unit
VCAM-1	Vascular Cell Adhesion Molecule
VEGF	Vascular Endothelial Growth Factor
VLDL	Very Low Density Lipoprotein
Ml	Microliter

CAPÍTULO 1

1 Introdução:

A pré-eclampsia (PE), uma doença específica da gravidez humana definida como a ocorrência de hipertensão e proteinúria significativa numa mulher previamente saudável após a 20.ª semana de gestação, ocorre em cerca de 8-12% das **gravidezes (Moodley, 2011; Ghulmiyyah e Sibai, 2012).**

É a complicação médica mais comum da gravidez, cuja incidência tem continuado a aumentar em todo o mundo, e está associada a uma morbilidade e mortalidade maternas significativas, sendo responsável por cerca de 50 000 mortes em todo o mundo **(Duley, 2009).**

Os factores de risco para a pré-eclâmpsia incluem a nuliparidade, gestações multifetais, história prévia de pré-eclâmpsia, obesidade, diabetes mellitus, doenças vasculares e do tecido conjuntivo como o lúpus eritematoso sistémico e os anticorpos antifosfolípidos, idade >35 anos na primeira gravidez, tabagismo e raça afro-americana. Entre as mulheres primíparas, existe uma disparidade entre grupos étnicos, uma vez que o risco nas mulheres afro-americanas é duas vezes superior ao das mulheres caucasianas **(Rao *et* aZ.,2006).**

A relação entre estes factores de risco e a pré-eclampsia é pouco conhecida. As diferenças de risco entre grupos étnicos sugerem um forte papel dos factores genéticos na patogénese da pré-eclâmpsia. A maioria das teorias sobre a etiologia da pré-eclâmpsia sugere que a doença é uma cascata desencadeada pela combinação de uma resposta inflamatória materna anormal, ativação/dano das células endoteliais com um meio hemodinâmico alterado e uma imunidade alterada **(Steinberg *et*; Clifton *et al.,2012).***

O gatilho exato que unifica as respostas vasculares, imunitárias e inflamatórias desordenadas continua por elucidar **(Clifton *et al.,* 2012).**

A pré-eclâmpsia é considerada uma doença multissistémica, afectando vários órgãos e sistemas maternos, incluindo o sistema vascular, fígado, rim e cérebro. Apesar da intensa investigação nesta área, a etiologia da PE permanece desconhecida. A PE parece ter uma causa multifatorial e é também conhecida como a "doença das teorias". De facto, são várias as hipóteses levantadas para explicar a sua etiologia. Algumas dessas teorias propõem modificações na invasão trofoblástica, intolerância imunológica entre o tecido materno e fetoplacentário, alterações inflamatórias na gravidez e modificações genéticas, subjacentes ao desenvolvimento da PE **(Cristina *.t al.,* 2009).**

Apesar de a sua causa ser desconhecida, é consensual que existem modificações que ocorrem a diferentes níveis, como alterações na perfusão placentária, aumento da resposta inflamatória com alterações na ativação leucocitária, ativação do sistema de coagulação, disfunção endotelial e alterações no metabolismo lipídico. A teoria mais aceite descreve duas fases para a PE, fase 1 - perfusão placentária reduzida; fase 2 - síndrome materna multissistémica **(Cristina *et* "Z.,2009).**

As complicações da pré-eclâmpsia incluem eclâmpsia, hemólise, elevação das enzimas hepáticas, baixa de plaquetas (síndrome HELLP), além de rutura hepática, edema pulmonar, insuficiência renal, coagulopatia intravascular disseminada (CID), emergência hipertensiva, encefalopatia hipertensiva e cegueira cortical **(Errol *et* aZ.,2002).**

A mieloperoxidase (MPO) é uma hemoproteína normalmente libertada pelos monócitos e neutrófilos activados. Tradicionalmente vista como uma enzima microbicida, a MPO também induz a oxidação das lipoproteínas de baixa densidade, ativa as metaloproteinases e consome oxidativamente o NO derivado do endotélio. O nível plasmático elevado de MPO é um fator de risco para eventos miocárdicos em doentes com doença arterial coronária **(Sugiyama *et al. MV).***

As doentes com pré-eclâmpsia apresentam evidências de inflamação e disfunção endotelial associadas ao stress oxidativo na circulação, na vasculatura e na placenta. **Jennifer *et* "Z. (2008)** colocaram a hipótese de que os níveis de MPO na circulação e nos extractos placentários de mulheres com pré-eclampsia seriam diferentes dos níveis de mulheres com gravidezes normais.

A paraoxonase está associada, no soro humano, às lipoproteínas de alta densidade (HDL). A paraoxonase protege as lipoproteínas de baixa densidade e as HDL da oxidação. Esta proteção está provavelmente relacionada com a capacidade da paraoxonase para hidrolisar alguns fosfolípidos oxidados **(Watson *et* "Z.,1999)** e/ou hidroperóxidos de linoleato de colesterilo **(Aviram *et al.*,1998).** Verificou-se que a atividade da paraoxonase sérica estava reduzida em várias condições patológicas, incluindo enfarte do miocárdio, diabetes e hipercolesterolemia. Estudos anteriores mostraram uma diminuição da atividade da paraoxonase sérica em casos de pré-eclampsia **(Sarandol *et* "Z.,2004; Uzunet *al.*, 2005).**

O papel dos leucotrienos na hipóxia e no PE parece estar ligado à transcrição da óxido nítrico sintase **(Kiangand Tsen,2006; Krishnan *et*** "Z.,2008).Foi demonstrado que a hipóxia química ou física aumenta a transcrição do gene da óxido nítrico sintase e a subsequente produção de óxido nítrico. Este aumento também demonstrou perpetuar a peroxidação lipídica e a geração de leucotrieno B4 (LTB4) e leucotrieno D4 (LTD4). O LTB4 é suprimido na gravidez para inibir a ativação de neutrófilos e outros leucócitos. Por outro lado, esta inibição não é observada na PE e a falha deste mecanismo pode contribuir para a síndrome inflamatória materna **(Imai e Arai, 1996).** As alterações do LTB4 podem iniciar uma desregulação da resposta inflamatória, contribuindo assim para a síndrome materna da PE **(Kudo *et al.* ,2003).**

1.1 Pré-eclâmpsia:

A pré-eclâmpsia (PE) é uma doença específica da gravidez humana e multissistémica, que pode causar morbilidade e mortalidade materna e neonatal. A causa específica desta síndroma permanece por esclarecer, apesar da intensa investigação. Tem sido referido que um perfil lipídico alterado **(Catarino *et* "Z.,2008)**, a ativação de leucócitos **(Lok *et* r/Z.,2009), o** aumento da resposta inflamatória **(Borzychowski *et al.ndOo),*** e o stress oxidativo **(Bernardi *et* "Z.,2008),** na circulação materna, estão frequentemente associados ao desenvolvimento desta doença. Na PE, a placenta hipoperfundida é uma fonte potencial de espécies reactivas de oxigénio (ROS) e citocinas **(Benyo *et al.21*; Me he ndale *et* r/Z.,2008)**, que podem induzir stress oxidativo e disfunção das células endoteliais, bem como uma resposta inflamatória na mãe **(Alexandre eZaZ.,2012).**

A pré-eclâmpsia é definida como hipertensão de início recente superior a 140/90 mm de Hg após 20 semanas de gestação, proteinúria superior a 300 mg/dia ou um rácio proteína/creatinina na urina ≥30 mg de proteína/mmol de creatinina **(Brichant^OlO).**

1.1.1 Epidemiologia:

A pré-eclâmpsia é uma doença multissistémica que complica 3%-8% das gravidezes nos países ocidentais e constitui uma importante fonte de morbilidade e mortalidade a nível mundial. Globalmente, 10% a 15% das mortes maternas estão diretamente associadas à pré-eclampsia e à eclampsia. Alguns resultados epidemiológicos apoiam a hipótese de uma etiologia genética e imunológica. O risco de pré-eclâmpsia é 2 a 5 vezes superior nas grávidas com antecedentes maternos desta doença **(Olivier *et alJMW).***

1.1.2 Factores de risco:

- **Idade**

Nos Estados Unidos, os dados sugerem que o risco de EP aumenta em 30% por cada ano adicional de idade após os 34 anos. A idade materna jovem não parece afetar o risco de desenvolver EP, qualquer que seja a idade de corte utilizada **(Saftlas *et* aZ.,1990).**

- **Paridade e pré-eclampsia anterior**

A nuliparidade quase triplica o risco de PE. Pré-eclampsia anterior **(Lee *et* i/Z.,2000).** As mulheres que têm PE numa primeira gravidez têm sete vezes mais risco de PE numa segunda gravidez **(Lee *et* aZ.,2000)**. As mulheres com PE na segunda gravidez têm também mais de sete vezes mais probabilidades de ter um historial de PE na primeira gravidez do que as mulheres na segunda gravidez que não desenvolvem PE **(Odegard *et* aZ.,2000)** .

- **História familiar de pré-eclâmpsia**

Uma história familiar de PE quase triplica o risco de PE **(Cincotta e Brennecke,1998).** As mulheres com toxemia pré-eclâmptica grave têm mais probabilidades de ter uma mãe do que uma sogra que teve PE **(Sutherland *et al.JNrt).***

- **Gravidez múltipla**

Quando uma mulher está grávida de gémeos, o seu risco de PE quase triplica **(Lee *et* "Z.,2000)**. Nem a corionicidade nem a zigosidade das gravidezes alteram este risco acrescido **(Savvidou *et* "Z.,2001).** Um estudo concluiu que uma gravidez de trigémeos quase triplica o risco de PE em comparação com uma gravidez de gémeos **(Skupski *et al.,1996).***

- **Condição médica pré-existente**

Na diabetes insulino-dependente, a probabilidade de ocorrência de PE quase quadruplica se a diabetes estiver presente antes da gravidez **(Lee *et* aZ., 2000)**. A prevalência de hipertensão crónica e de doença renal foi mais elevada nas mulheres que desenvolveram PE do que nas que não desenvolveram **(McCowan *et* n/., 1996; Davies *et al.,* 1997).**

- **Tempo entre Gravidezes**

O risco numa segunda ou terceira gravidez estava diretamente relacionado com o tempo decorrido desde o parto anterior. Quando o intervalo era de 10 anos ou mais, o risco de EP era aproximadamente o mesmo que o das mulheres nulíparas. Outro estudo verificou que as mulheres com mais de 59 meses de intervalo entre as gravidezes apresentavam um risco significativamente maior de EP em comparação com as mulheres com intervalos de 18-23 **meses (Conde-Agudelo e Belizan, 2000).**

- **Índice de Massa Corporal (IMC)**

Embora todos os estudos que analisaram o índice de massa corporal (IMC) antes da gravidez tenham utilizado intervalos diferentes, todos eles mostraram efeitos na mesma direção, sugerindo uma duplicação global do risco de EP com um IMC elevado. As mulheres com um IMC > 35 antes da gravidez tinham mais de quatro vezes o risco de EP em comparação com as mulheres com um IMC pré-gravídico de 19-27 **(Bianco *et* "Z.,1998).**

1.1.3 Patogénese da pré-eclampsia:

O consenso geral é que a PE é uma doença das células endoteliais que resulta numa microangiopatia ligeira a grave de órgãos-alvo como o cérebro, o fígado, os rins e a placenta. Embora a hipertensão possa ser o sintoma de apresentação mais comum, não deve ser vista como o processo patogénico inicial Vários marcadores circulantes de lesão das células endoteliais demonstraram estar elevados em mulheres que desenvolvem PE antes de se tornarem sintomáticas. Estes incluem a endotelina, a fibronectina celular, o inibidor do ativador do plasminogénio-1 e o perfil alterado da prostaciclina/tromboxano **(Lain e Roberts, 2010).**

Muitos investigadores acreditam que a placenta é o fator desencadeante da lesão das células endoteliais. As evidências sugerem que as placentas hipoperfundidas produzem vários factores que são capazes de lesionar as células endoteliais. A hipoperfusão ou isquémia placentária na PE tem muitas causas. As perturbações vasculares pré-existentes, como a hipertensão e as perturbações do tecido conjuntivo, podem resultar numa circulação placentária deficiente. Em casos de gestação múltipla ou de aumento da massa placentária, não é surpreendente que a placenta se torne subperfusa. No entanto, a maioria das mulheres que desenvolvem PE são saudáveis e não têm condições médicas subjacentes. Neste grupo de mulheres, a placentação anormalmente superficial tem demonstrado ser responsável pela hipoperfusão placentária **(Redman e Sargent, 2005).**

1.1.3.1 Placentação em PE:

A placenta desempenha um papel importante na pré-eclâmpsia. A causa exacta da patogénese da pré-eclâmpsia ainda não é clara. No entanto, vários estudos referem que esta condição resulta de uma placenta anormal e não do feto **(Maynard, 2011).** A pré-eclâmpsia ocorre apenas na presença de uma placenta e quase sempre desaparece após a sua expulsão. Tal como no caso da mola hidatiforme, a presença de um feto não é necessária para o desenvolvimento da pré-eclâmpsia **(Maynard, 2011).** Do mesmo modo, no caso da pré-eclâmpsia com uma gravidez extra-uterina, a remoção do feto por si só não foi suficiente, e os sintomas persistiram até à expulsão da placenta **(Venkatesha *et al.*, 2010).**

No desenvolvimento normal da placenta, os citotrofoblastos invadem as arteríolas espirais maternas e transformam-nas de vasos de resistência de pequeno calibre em vasos condutores de alto calibre (Figura 1.1). Este evento inicial começa no final do primeiro trimestre (14-16 semanas) e termina por volta das 18 a 20 semanas de gestação. Durante esta invasão vascular, os citotrofoblastos diferenciam-se do fenótipo epitelial para um fenótipo endotelial, um processo conhecido como pseudovasculogénese. Durante este processo, estes entram em contacto direto com o sangue materno. Este processo envolve um número considerável de factores de transcrição, factores de crescimento e citocinas **(Zhou *et al.*, 1997).** Durante a pré-eclâmpsia, os citotrofoblastos invasivos não conseguem transformar o fenótipo epitelial em fenótipo endotelial, em vez disso, a invasão das arteríolas espirais é superficial e estas permanecem como vasos de resistência de pequeno calibre, o que leva a uma circulação uteroplacentária defeituosa e, subsequentemente, a perfusão placentária piora **(Maynard, 2011).**

O processo de pseudovasculogénese diminui a resistência dos vasos sanguíneos, aumentando assim o fluxo sanguíneo para a placenta, de modo a que esta possa sustentar o feto em crescimento, fornecendo-lhe nutrientes essenciais e oxigénio. No entanto, na pré-eclâmpsia, a placenta torna-se hipóxica no espaço interviloso, o que pode desencadear o stress oxidativo dos tecidos e aumentar a apoptose e a necrose placentárias, conduzindo finalmente à disfunção endotelial e a uma resposta inflamatória exagerada **(Agarwal e Karumanchi, 2011).**

Pensa-se que os factores angiogénicos são responsáveis pela regulação do desenvolvimento vascular da placenta. A tirosina quinase-1 solúvel semelhante a Fms (sFlt-1), o fator de crescimento endotelial vascular (VEGF-1), o VEGF-2, o fator de crescimento placentário (PIGF) e a sEndoglina são essenciais para o desenvolvimento vascular normal. Por conseguinte, a perda do controlo endotelial do desenvolvimento vascular conduz à hipertensão, o aumento da permeabilidade vascular causa proteinúria e a perturbação da expressão endotelial dos factores de coagulação resulta em coagulopatia **(Wang *et al.*, 2009).**

Estudos relataram que a placenta é também a fonte potencial de citocinas inflamatórias circulantes, uma vez que os níveis séricos aumentados de proteína induzível por interferão gama (IP-10), proteína quimiotáctica de monócitos (MCP-1), molécula de adesão intercelular (ICAM-1), molécula de adesão de células vasculares (VCAM-1) e níveis diminuídos de interleucina-10 são relatados em mulheres pré-elcâmpticas quando comparadas com mulheres grávidas normais **(Szarka *et al.*, 2010).**

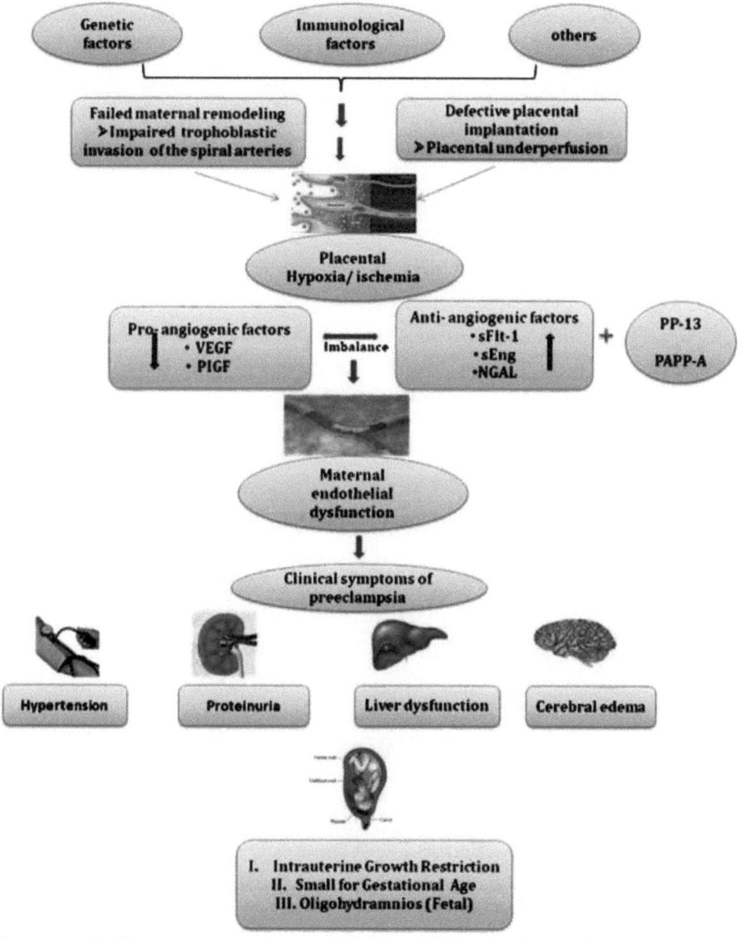

Fig.1.1 Diagrama de fluxo que mostra a patogénese da pré-eclâmpsia **(Szarka *et al.*, 2010).**

1.1.3.2 Disfunção endotelial:

Vários investigadores defendem a hipótese de que na PE ocorre disfunção endotelial que contribui para o aparecimento de manifestações clínicas maternas. Para além disso, esta disfunção parece ser o elo de ligação entre as alterações da placenta e as complicações multissistémicas **(Roberts e Gammil, 2005; Young *et al.*, 2010).**

É possível encontrar um grande número de estudos que descrevem alterações nos marcadores da função endotelial na PE, nomeadamente um aumento da endotelina-1 plasmática **(Bernardi *et al.*, 2008; Baksu *et al.*, 2005)**, da molécula de adesão celular vascular solúvel (sVCAM), da fibronectina plasmática **(Aydin *et al.*, 2006; Dane *at "/.*, 2009)** e da fibronectina tecidular **(Powers *et al.*, 2008).**

A pré-eclâmpsia está assim associada a uma diminuição dos mediadores vasodilatadores, como o NO e a prostaciclina, e a um aumento dos mediadores vasoconstritores, como a endotelina-1, a angiotensina II e o tromboxano A2 **(Myatt e Webster, 2009).**

Na PE, existem várias entidades que podem induzir ou contribuir para a lesão e/ou disfunção endotelial. Estas incluem alterações ao nível dos factores angiogénicos/anti-angiogénicos, a presença de stress oxidativo, a exacerbação do processo inflamatório, alterações no perfil lipídico e ainda um ambiente hipóxico (Myatt **e Webster, 2009).**

1.1.4 Complicação de PE:

As complicações podem ser classificadas em complicações maternas e fetais.

As complicações fetais são o atraso do crescimento intrauterino e a morte fetal.

As complicações maternas incluem a síndrome HELLP, cegueira temporária, descolamento da placenta, coagulação intravascular disseminada (CID), insuficiência renal aguda (IRA), edema pulmonar, arritmias, lesões hepáticas, hemorragia intracraniana ou hepática, síndrome de dificuldade respiratória do adulto (SDRA), hipervolemia, eclâmpsia e risco de pré-eclâmpsia recorrente **(Grujic e Milasinovic, 2006).**

1.1.4.1 Síndrome HELLP:

A síndrome HELLP, ou seja, hemólise, enzimas hepáticas elevadas e baixa contagem de plaquetas, é uma forma de pré-eclampsia grave com elevadas taxas de morbilidade neonatal e materna **(Leeman, 2008).** Ocorre em 5 a 10% das doentes com PE. A síndrome HELLP foi definida pela presença de todos os três critérios seguintes: hemólise (esfregaço de sangue periférico caraterístico), desidrogenase láctica sérica ≥ 600U/1, bilirrubina sérica total ≥1,2 mg/ml, enzimas hepáticas elevadas (aspartato aminotransferase sérica ≥ 70U/1) e baixa contagem de plaquetas (<100.000/µl). A síndrome HELLP parcial (PHS) é definida pela presença de uma ou duas caraterísticas da síndrome HELLP, mas não a síndrome completa **(Anon, 2010; Erdemoglu, 2010).Eclâmpsia** e síndrome HELLP revelaram que a taxa de morte materna foi de 35% e significativamente maior do que a taxa de eclâmpsia sem síndrome HELLP (3%). Houve mais pacientes complicadas com trombose venosa cerebral e hemorragia cerebral no grupo de eclâmpsia com síndrome HELLP **(Dereb, 2010).**

A síndrome HELLP é uma forma grave de pré-eclampsia, associada a elevadas taxas de morbilidade neonatal e materna **(Fontaine, 2008).**

1.1.4.2 Eclampsia:

A eclâmpsia é definida como o desenvolvimento de convulsões e/ou coma inexplicável durante a gravidez ou no pós-parto em pacientes com sinais e sintomas de pré-eclâmpsia. As convulsões com outros sintomas neurológicos, incluindo cefaleias e distúrbios visuais, complicam cerca de 5 em cada 10 000 nados-vivos, com uma incidência em declínio em resultado da melhoria dos cuidados pré-natais com parto rápido e, possivelmente, da utilização generalizada de sulfato de magnésio **(Altman, 2002).** O mecanismo exato responsável pelo desenvolvimento de convulsões não é claro, mas as teorias propostas incluem vasoespasmo cerebral, edema e a possibilidade de a hipertensão grave perturbar a autorregulação cerebral e romper a barreira hemato-encefálica. O edema cerebral da eclâmpsia envolve predominantemente os lobos posteriores, parieto-occipitais e é semelhante às imagens descritas na síndrome de leucoencefalopatia posterior reversível **(Manfredi, 1996)**. Verificou-se que este achado se correlaciona melhor com os marcadores de disfunção endotelial, incluindo a desidrogenase láctica, a morfologia dos glóbulos vermelhos e a creatinina, do que com o nível de hipertensão **(Bakshi *et al.* ,1999; Schwartz *et al.*, 2000; Demirtas *et al.,2005).***

1.1.4.3 Cegueira:

Raramente, a cegueira temporária pode acompanhar a PE grave e a eclâmpsia, podendo durar de algumas horas a uma semana. Há poucos casos registados de cegueira que durem mais de 2 meses **(Fisher ct *al.*, 2005).**

1.1.4.4 Coagulação intravascular disseminada (CID):

Ocorre em cerca de 5% das doentes. A DIC pode indicar um agravamento do síndroma de HELL, o desenvolvimento de um descolamento da placenta ou o primeiro sinal de sépsis. A mortalidade materna ocorreu em 1,2% dos casos complicados pelo síndroma de HELLP **(Yucesoy, 2005).**

1.1.4.5 Insuficiência renal aguda (IRA):

Geralmente devido a necrose tubular aguda ou necrose cortical bilateral, complicações raras, associadas a coagulação intravascular disseminada (CID) e descolamento da placenta. Ocorre em cerca de 5% das pacientes eclâmpticas **(Yucesoy, 2005).**

1.1.4.6 Edema pulmonar cardiogénico:

É uma complicação pouco frequente em doentes com pré-eclâmpsia, ocorrendo em cerca de 3 a 4% das doentes. Os factores de risco de resultados adversos da gravidez no tratamento expetante de mulheres grávidas com pré-eclâmpsia grave de início precoce (EOSP) indicam que a síndrome HELLP, o descolamento da placenta, a insuficiência cardíaca e o edema pulmonar são as principais complicações no grupo de resultados adversos **(Wu, 2010).**

1.1.4.7 Hemorragia hepática:

Qualquer doente com evidência clínica de EP e dor abdominal no quadrante superior direito, particularmente na presença de trombocitopenia e enzimas hepáticas elevadas, deve ser considerada de risco para hemorragia hepática por hematoma hepático sub capsular (com ou sem rutura) associado a elevada mortalidade materna e fetal **(Moodley,2011).**

1.1.4.8 Arritmias:

Foram descritas arritmias ventriculares malignas não relacionadas com desequilíbrios electrolíticos, alterações do estado ácido-base ou hipoxia em doentes com EP grave **(Moodley, 2011).**

1.1.4.9 Retardo de crescimento intrauterino (RCIU):

O RCIU é definido como uma diminuição patológica da taxa de crescimento fetal **(Rajan, 2005).** O risco de RCIU aumenta nas gravidezes hipertensivas, particularmente nas associadas a pré-eclampsia grave e de início precoce. As multíparas com pré-eclâmpsia correm maior risco de RCIU do que as nulíparas **(chauhan ,1999).** A PE pode resultar em risco para o bebé como crescimento deficiente e prematuridade **(Duley, 2009).** O RCIU secundário à PE está associado a um aumento significativo da mortalidade perinatal **(Xiong, 2007).** Os recém-nascidos de mães com PE tiveram atraso de crescimento intrauterino, prematuridade, dismaturidade e enterocolite necrosante **(Grujic e Milasino vic ,2006).**

A disfunção hepática na PE afirmou que a disfunção hepática é uma das manifestações frequentes do envolvimento multissistémico na pré-eclâmpsia. A disfunção hepática foi associada a RCIU e prematuridade, e é um fator de risco independente para complicações maternas e perinatais **(Romero,1988).**

A pré-eclâmpsia e o RCIU inexplicado, que muitas vezes se supõe estarem relacionados com a insuficiência placentária, parecem ser entidades biológicas independentes **(Villar, 2006).**

1.1.4.10 Morte fetal:

A pré-eclâmpsia é uma das principais causas de morbilidade e mortalidade materna e fetal/neonatal **(Grujic e Milasinovic, 2006).** Num estudo para determinar os factores de risco, a prevalência, os parâmetros epidemiológicos e os resultados materno-perinatais em mulheres grávidas com PE, **Yucesoy (2005)** verificou que 24 casos de morte fetal intra-uterina em 255 casos e 10 fetos morreram durante o período intraparto. A taxa de mortalidade perinatal foi de 144/1.000 nascimentos.

O atraso no crescimento intrauterino secundário à hipertensão induzida pela gravidez foi associado a um aumento significativo da mortalidade perinatal **(Xiong,2007).**

1.1.4.11 Hipertensão recorrente na gravidez:

O risco de pré-eclâmpsia recorrente numa segunda gravidez varia consoante a idade gestacional no parto da primeira gravidez, com maior risco para as mulheres que tiveram o parto mais cedo na gravidez anterior. O risco aumenta ainda mais com o aumento do intervalo entre partos, juntamente com o aumento da idade materna, o aumento de peso, a alteração da paternidade ou o desenvolvimento de doenças crónicas **(Wikstrom^Oll).**

1.1.5 Ativação imunitária e marcadores inflamatórios na PE:

Há muito que a pré-eclâmpsia é considerada uma doença de base imunológica. Durante a gravidez normal, o TNF alfa promove a expressão de moléculas de adesão nas células endoteliais maternas e ativa células fagocíticas que são importantes mediadores de alterações morfológicas nas **artérias** uterinas **(Poston ,2006).**

Durante a pré-eclâmpsia, a invasão do útero por citotrofoblastos é superficial e a invasão endovascular é incompleta, inibindo assim a ocorrência de alterações morfológicas essenciais da vasculatura uterina materna **(Poston, 2006; McMaster *et* aZv 2004).** Como resultado, o diâmetro arterial médio do primeiro terço dos vasos miometriais é menos de metade do diâmetro dos vasos de placentas grávidas normais. Além disso, o revestimento endotelial da vasculatura materna permanece, permitindo que as interações com as células imunitárias activadas e as citocinas pró-inflamatórias persistam, levando a caraterísticas de uma condição inflamatória crónica **(McMaster *et* aZv 2004).**

Muitas células inflamatórias são activadas na circulação e infiltram-se nos tecidos renais e placentários. Os macrófagos, neutrófilos e linfócitos T do subgrupo Th1 são o tipo de células predominante que medeia a cascata inflamatória em mulheres com pré-eclâmpsia **(Poston ,2006 ;Conradand Benyo,1997).**

Além disso, o perfil de citocinas das mulheres com pré-eclampsia é consistente com uma resposta imunitária mediada por células que utiliza neutrófilos, macrófagos e células CD4+Th1 como mecanismo de defesa contra infecções microbianas. Como resultado, as citocinas inflamatórias elevadas e a explosão oxidativa das células fagocíticas persistem, resultando em stress oxidativo vascular durante a pré-eclâmpsia **(Minerva, 2013).**

Embora vários grupos tenham sugerido um papel potencial para as citocinas inflamatórias na etiologia da pré-eclâmpsia, muito permanece desconhecido relativamente aos factores que estimulam o aumento destas citocinas (Wang e **Walsh, 1996; Freeman *et* "Z., 2004). Freeman *et* "Z. (2004)** examinaram prospectivamente as alterações dos marcadores inflamatórios durante a gravidez e o estado inflamatório atual de mulheres que tiveram uma gravidez complicada por pré-eclâmpsia 20 anos antes, comparando-as com controlos correspondentes, e concluíram que a pré-eclâmpsia estava associada a alterações a curto e longo prazo do estado inflamatório **(Minerva,2013).** Embora **Armanin ie Calo (2005)** tenham sugerido que a aldosterona poderia desempenhar um papel importante na génese desta maior suscetibilidade ao processo inflamatório na pré-eclâmpsia, outros factores como a obesidade, a diabetes e a isquemia placentária poderiam também estar envolvidos **(LaMarca *et al.^2QQ5* ;Minerva,2013).**

A pré-eclâmpsia é caracterizada por uma remodelação vascular comprometida que resulta numa diminuição da perfusão placentária e cria um ambiente hipóxico para os tecidos placentários e fetais. Em condições de hipoxia, os explantes placentários de mulheres pré-eclâmpticas apresentam um aumento de duas vezes no TNF alfa em comparação com os explantes de mulheres grávidas normais. Os níveis circulantes de outras citocinas pró-inflamatórias, como a IL-8 e a IL-6, também estão significativamente elevados nas mulheres pré-eclâmpticas. Curiosamente, a IL-10 circulante, uma citocina anti-inflamatória, está diminuída nestas mesmas mulheres **(Sharma *et al.,* 2007).**

Embora alguns laboratórios tenham relatado que citocinas inflamatórias como IL-6 e TNF-a estão elevadas em mulheres pré-eclâmpticas, não se sabe se aumentos moderados e prolongados de citocinas durante a gravidez podem resultar em elevações da pressão arterial.

LaMarca *et pre* **(2005)** relataram anteriormente que as reduções crónicas da perfusão uterina (RUPP) na grávida aumentam a pressão arterial e prejudicam a função endotelial e que a RUPP na grávida resultou numa resposta inflamatória crónica, caracterizada por TNF alfa circulante elevado e infiltrados imunitários na placenta.

Além disso, **Gadonski** *et al.* **(2006)** indicaram que a sobreexpressão crónica de TNF-a ou IL-6 durante a gravidez, em concentrações que imitam as observadas em mulheres pré-eclâmpticas, aumenta a pressão arterial e diminui o fluxo plasmático renal e a taxa de filtração glomerular. Além disso, **Minerva (2013)** tinha demonstrado a ativação de várias células imunitárias infiltradas nos tecidos em resposta à isquemia placentária. Estas células imunitárias são uma fonte constante que permite a persistência destas citocinas pró-inflamatórias.

Os macrófagos são células apresentadoras de antigénio (APC) para a ativação de linfócitos T helper (Thl) **(Abbus,2010).** A ativação das células Thl processa-se através de vias co-estimulatórias na APC que se ligam ao CD28 na célula T **(Wulffand Pennington,2007;Santner-Nanan** *et al.,* **2009 ;Heo** *et* **"Z.,2009).** Existem provas que implicam um desequilíbrio entre as células T reguladoras e efectoras nas mulheres pré-eclâmpticas **(Santner-Nanan** *et* **aZ.,2009).**

Existem provas consideráveis em seres humanos da importância da interleucina 17 no desenvolvimento e na progressão de doenças inflamatórias crónicas e auto-imunes. As células CD4 e T produtoras de IL17 são o componente celular patogénico dominante nas doenças inflamatórias auto-imunes, incluindo a artrite autoimune, a psoríase e a esclerose múltipla **(Heo** *et* **"Z., 2009).**

As células T dividem-se e segregam interleucinas e citocinas, como o TNF-a e a IL-6, e ajudam outras células imunitárias, como os linfócitos B, nas suas funções de rotina, incluindo a produção de todas as formas de imunoglobulina. Para que a ativação dos linfócitos B seja completa, é necessária uma interação com os linfócitos T activados através do recetor CD4 e de várias moléculas coestimuladoras. **Existem** dois mecanismos através dos quais os linfócitos B são estimulados a produzir anticorpos **(Wulff e Pennington, 2007; Heo** ***et al.,*** **2009).** A via de produção de anticorpos referida como a via dependente de células T é a via para a memória imunológica que resulta numa segunda resposta de anticorpos mais robusta ao mesmo antigénio. Esta via é mediada por macrófagos e linfócitos T da linhagem T helper 1 que segregam citocinas como TNF-a, IL-1, IL-6 e IL-8, todas elas elevadas em mulheres pré-eclâmpticas **(Gadonski** ***et al.*** **,2006).**

Foi demonstrado que todos os auto-anticorpos do recetor tipo 1 da angiotensina II, AT1-AA, são produzidos por todas as mulheres com reduções do fluxo sanguíneo placentário e a produção do auto-anticorpo não termina com o parto do feto e da placenta **(Hubei** ***et al.*** ***^NUTk*** Não se sabe durante quanto tempo ou em que medida estas mulheres continuam a produzir AT1-AA ou se este desempenha um papel no desenvolvimento de doenças cardiovasculares que são prevalecentes mais tarde na vida das mulheres com pré-eclâmpsia. A definição da via de produção de AT1-AA ajudará a compreender a sua recorrência em mulheres pré-eclâmpticas. A sobreexpressão crónica da AT1-AA através de mecanismos dependentes de células T activadas poderia mediar a degeneração da função renal, conduzindo a aumentos graduais da pressão arterial nas mulheres pré-eclâmpticas **(Minerva,2013).**

1.1.6 Stress oxidativo em PE:

Em estados patológicos de stress oxidativo, um desequilíbrio entre forças pró-oxidantes e anti-oxidantes resulta em disfunção endotelial, quer por acções diretas sobre a vasculatura, quer através de mediadores vasoactivos. Durante a pré-eclâmpsia, o stress oxidativo pode resultar de interações entre a componente materna, que pode incluir condições pré-existentes como a obesidade, a diabetes e a hiperlipidemia, e/ou a componente placentária, que pode envolver a secreção de peróxidos lipídicos **(Tsukimori *et* aZ.,2005Poston 2006; Rumbold *et al.,* 2006; Nakano e Wake, 2007).**

O stress oxidativo pode mediar a disfunção das células endoteliais e contribuir para a fisiopatologia da pré-eclâmpsia, tal como indicado pelo aumento da atividade pró-oxidante juntamente com a diminuição da proteção anti-oxidante na pré-eclâmpsia. Foi registada uma diminuição dos níveis de superóxido dismutase (SOD) e uma redução da atividade da SOD nos neutrófilos e na placenta de mulheres com pré-eclâmpsia, o que ilustra uma ligação importante entre os componentes maternos e placentários **(Sedeek *et al.,* 2008).**

Além disso, vários anti-oxidantes importantes estão significativamente diminuídos nas mulheres com pré-eclâmpsia. A vitamina C, a vitamina A, a vitamina E, o p-caroteno, os níveis de glutatião e a capacidade de ligação ao ferro são mais baixos na circulação materna de mulheres com pré-eclâmpsia do que em mulheres com uma gravidez normal **(Taylor *et* "Z.,2011).** Devido às baixas concentrações plasmáticas de vitamina C em mulheres pré-eclâmpticas, os investigadores sugeriram que uma combinação de vitaminas C e E pode ser uma estratégia profiláctica promissora para a prevenção da pré-eclâmpsia. No entanto, um ensaio clínico multicêntrico recente mostrou que a suplementação antioxidante com vitaminas C e E durante a gravidez não reduziu o risco de restrição do crescimento intrauterino, pré-eclâmpsia ou morte em mulheres nulíparas **(Taylor .*t* aZ.,2011).** Além disso, **Nova eZ *al.* (2011)** referiram que a suplementação com vitamina C e vitamina E aumentou a incidência de bebés com baixo peso à nascença, indicando assim que a utilização de doses elevadas de vitamina C e vitamina E não parece justificar-se durante a pré-eclâmpsia.

As NAD(P)H oxidases são importantes fontes de superóxido nos neutrófilos, nas células endoteliais vasculares e nos citotrofoblastos. Foi registada uma expressão aumentada dos genes da NAD(P)H oxidase tanto nos trofoblastos como nas células do músculo liso vascular placentário no tecido placentário de mulheres com pré-eclâmpsia. Além disso, foi registada uma maior atividade da NAD(P)H oxidase placentária em mulheres com pré-eclâmpsia de início precoce em comparação com as mulheres com doença de início tardio, o que é consistente com o conceito de que a pré-eclâmpsia de início precoce depende mais da disfunção placentária do que a doença de início tardio **(Sedeek *et* "Z.,2008).**

Embora existam provas de que o stress oxidativo ocorre na pré-eclâmpsia, ainda não é claro se a redução da perfusão placentária serve de estímulo para o aumento das espécies reactivas de oxigénio (ROS) ou se o stress oxidativo é um fator que contribui para a redução da perfusão uterina observada na pré-eclâmpsia. Além disso, desconhece-se a importância das ERO na mediação das anomalias renais e cardiovasculares associadas à isquémia placentária. No seu estudo **Sedeek eZ *al.* (2008)** mostraram que a isquemia placentária resulta na geração de stress oxidativo na placenta e numa diminuição da capacidade antioxidante inata no plasma e no córtex renal da grávida. Além disso, o tratamento crónico com um mimético da superóxido dismutase atenuou a hipertensão associada à isquemia placentária em grávidas RUPP.

1.1.7 Factores angiogénicos em PE:

Foram acumuladas evidências clínicas consideráveis de que a pré-eclâmpsia está fortemente ligada a um desequilíbrio entre factores pró-angiogénicos, tais como o fator de crescimento endotelial vascular (VEGF) e o fator de crescimento placentário (PlGF), e factores anti-angiogénicos, tais como a tirosina quinase solúvel semelhante ao fms (sFlt-1) e a endoglina solúvel (sEng) na circulação materna. Estudos demonstraram que as concentrações de sFlt-1 no plasma e no líquido amniótico estão aumentadas em doentes pré-eclâmpticas, bem como **o ARNm de** sFlt-1 na placenta **(Rumbold *et al.*, 2006; Poston, 2006; Lindheimer, 2009).**
Maynard cZ aZ.(2003) e **Lu *et* aZ.(2007)** verificaram que a administração exógena de sFlt-1 em ratas grávidas através da transferência de genes mediada por adenovírus resultou num aumento da pressão arterial e da proteinúria, e numa diminuição das concentrações plasmáticas de VEGF e PlGF livres, semelhante à observada nas doentes pré-eclâmpticas. **Zhang *et* aZ.(2007)** registaram que a infusão de VEGF atenua o aumento da pressão arterial e os danos renais observados em ratas grávidas com sobre-expressão de sFlt-1 e sugeriram que o sFlt-1 e as alterações nos factores angiogénicos podem contribuir para os sintomas clínicos observados na pré-eclâmpsia. No entanto, estas observações não esclareceram os mecanismos pelos quais a sobre-expressão de sFlt-1 ocorre na pré-eclâmpsia. Outros investigadores demonstraram que a isquémia uteroplacentária aumentou o nível de sFlt-1 no plasma e na placenta e que este facto está associado a uma diminuição do VEGF e do PlGF na ratazana grávida no final da gestação **(Gilbert cZ *alm* 2007).** Da mesma forma, **(Makris *et* "Z., (2007)** relataram que a isquémia uteroplacentária também aumenta a concentração de sFlt-1 sérico no babuíno.

Venkatesha *re* aZ **(2010)** revelaram que a própria isquemia placentária actua também como um estímulo para a sEndoglen. A endoglina é um componente do complexo de receptores TGF-β e é uma proteína induzível por hipóxia associada à proliferação celular e à sinalização de NO. Sugere-se que a sEng seja anti-angiogénica, uma vez que se pensa que prejudica a ligação do TGF-β1 aos receptores de superfície celular. **Venkatesha *et* aZ. (2010)** demonstraram que a sEng inibe a formação de tubos de células endoteliais in vitro numa extensão semelhante à da sFlt-1. Além disso, os autores relataram que o aumento mediado por adenovírus de sFlt-1 e sEng em conjunto exacerbava os efeitos de qualquer um dos factores isoladamente. A dupla sobreexpressão resultou em restrição do crescimento fetal, hipertensão grave e proteinúria nefrítica em ratas grávidas. Assim, existem provas experimentais convincentes que complementam as observações clínicas de que a sEng é um fator importante na patogénese da pré-eclâmpsia.

1.1.8 Sistema Renina-Angiotensina em PE:

Durante a gravidez normal, a concentração plasmática de renina, a atividade da renina e os níveis de angiotensina II (Ang II) estão todos elevados, mas a capacidade de resposta vascular à Ang II parece estar reduzida. Em contrapartida, durante a pré-eclâmpsia, parece haver um aumento acentuado da sensibilidade vascular à Ang II **(Llinas *et* aZ.,2012).** Embora os mecanismos subjacentes a estas observações permaneçam pouco claros, existem cada vez mais provas que sugerem que a desregulação do SRA tecidular e circulante pode estar envolvida na fisiopatologia da pré-eclâmpsia **(Levmeet *al.*,2007;Llinas *et* aZ.,2012).**

Muitos estudos em mulheres pré-eclâmpticas demonstraram o aumento das concentrações circulantes de um auto-anticorpo agonista do recetor de angiotensina tipo 1 (AT1-AA). Para além de estar elevado durante a pré-eclâmpsia, o AT1-AA também está aumentado em mulheres pós-parto. Hubei *)t* uZ.(2007) demonstrou que o AT1-AA não regride completamente após o parto e que o aumento do AT1-AA está correlacionado com a resistência à insulina e o sFlt-1. A importância da AT1-AA após a pré-eclâmpsia, especialmente no contexto do aumento do risco cardiovascular, continua por determinar (Levesque *et* A/. **,2004; Ram in e Kellem,2009;Herse *et* aZ.,2009).**

Curiosamente, os receptores AT1-AA parecem ser responsáveis por uma variedade de efeitos em vários tecidos diferentes, desde o aumento da mobilização intracelular de Ca++ até à ativação de monócitos e à estimulação da produção de IL-6 a partir de células mesangiais **(Mello *et al.*, 2005; Dechend *et* fl/.,2008; Wallnkat *et al.*, 2009).** Outro efeito que tem sido atribuído ao recetor ATI é a estimulação da expressão de sFlt-1 nas células trofoblásticas. Outros mecanismos pelos quais o AT1-AA medeia o aumento da pressão arterial são a ativação do sistema ET-1 e a estimulação do stress oxidativo placentário **(Parrish *etal.* ,2009).**

Embora estes resultados possam implicar que a AT1-AA seja um mediador central de várias vias na pré-eclâmpsia, os mecanismos específicos que levam a uma produção excessiva e os mecanismos pelos quais a AT1-AA aumenta a pressão arterial durante a gravidez continuam por esclarecer. Embora estes resultados indiquem que a redução da perfusão placentária pode ser um estímulo importante para a produção de AT1-AA, o facto de os AT1-AA estarem presentes em doentes com achados patológicos de Doppler da artéria uterina, independentemente da pré-eclâmpsia, sugere que os AT1-AA podem não ser a causa primária da pré-eclâmpsia **(Walther *et al.*, 2008; Herse *et al.*, 2009).**

1.1.9 Interação entre Factores Angiogénicos e Citocinas Inflamatórias na PE:

O equilíbrio entre os factores pró-angiogénicos e anti-angiogénicos tornou-se uma área de interesse na investigação sobre o cancro, as doenças auto-imunes e a pré-eclâmpsia. Embora existam inúmeros factores reconhecidos como importantes para a angiogénese, o sistema VEGF é o que tem merecido mais atenção no que diz respeito à pré-eclâmpsia **(Walther *et al.*, 2008; Herse *et* al., 2009).** Muitas evidências ilustraram a importância do VEGF na regulação e manutenção da pressão arterial e da função renal durante várias formas de hipertensão e/ou lesão renal **(Shimizu *et al.*, 2004;Miyamoto *et al.*, 2004;Hara *et***

aZ.2006), incluindo a hipertensão induzida pela gravidez (PIH) e a pré-eclampsia **(Bujold *et al.*, 2005;Krysiak *et al.*, 2005)**. Em contraste com a hipertensão mediada por citocinas durante a gravidez, o aumento do sFlt-1 sérico produziu hipertensão em não grávidas, sugerindo que os efeitos do sFlt-1 na vasculatura eram diretos e não se restringiam à gravidez **(Hara *et al.*, 2006).**

Foi demonstrado que as citocinas aumentam os factores angiogénicos e promovem a angiogénese em doenças sistémicas crónicas como a artrite reumatoide **(Eubank *et al.*, 2004;Maruotti et "Z., 2006)** e no cancro, mas a relação entre a inflamação e a desregulação dos factores angiogénicos na gravidez é desconhecida. Em 2006, **Girardi et al** demonstraram que a inibição da ativação do complemento bloqueou o aumento de sFlt-1 e salvou a gravidez num modelo de ratinho de perda de gravidez perimplantação mediada imunologicamente. Além disso, outro estudo concluiu que a citocina fator estimulador de colónias de granulócitos e macrófagos aumenta a expressão de sFlt-1 em monócitos e inibe a angiogénese em ratinhos. O sFlt-1 derivado dos monócitos também inibe a migração das células endoteliais e a formação de tubos **(Maruotti *et*** **<u>1.1.10 Diagnóstico da pré-eclâmpsia:</u>**

O termo pré-eclâmpsia refere-se a um grupo de perturbações hipertensivas da gravidez relacionadas. A pré-eclâmpsia ligeira tem sido historicamente caracterizada por hipertensão com duas leituras de pressão arterial sistólica (PA) $\geq$140 mmHg e/ou PA diastólica $\geq$ 90 mmHg, separadas por um período de 4-6 horas, e proteinúria com um teste de urina $\geq$ 1+ ou $\geq$ 300 mg por 24 horas, após 20 semanas de gestação numa parturiente previamente normotensa **2008)** . Os sinais da doença devem desaparecer até 6-12 semanas após o parto. Os critérios de diagnóstico da doença foram revistos na última década, de tal forma que o edema já não é necessário e mesmo a proteinúria sem um agravamento do nível de creatinina pode ser menos preocupante do que se suspeitava anteriormente ***et al.*** .

A progressão do estado da doença é muito variável. Pode agravar-se de um estado ligeiro para um estado grave, ou para eclâmpsia, sem aviso prévio, ou pode ser grave no momento do diagnóstico. A distinção entre pré-eclâmpsia precoce e pré-eclâmpsia grave tem sido caracterizada por um ou mais dos seguintes critérios: PA sistólica sustentada $\geq$160 mmHg ou PA diastólica $\geq$110 mmHg em repouso no leito, proteinúria de grau nefrótico, oligúria súbita, distúrbios do sistema nervoso central, edema pulmonar ou cianose, dor epigástrica ou no quadrante superior direito, disfunção hepática, trombocitopenia e restrição do crescimento fetal. Assim, a pré-eclâmpsia grave pode ser diagnosticada mesmo com uma PA ligeiramente elevada se houver outras evidências de doença significativa dos órgãos terminais ***etal.***

A pré-eclâmpsia tardia é um conceito mais moderno e está a tornar-se amplamente aceite como um melhor indicador do significado da doença do que a terminologia clássica "ligeira" versus "grave". Existem provas de que a doença mais grave está associada a um início precoce, antes das 34 semanas de gestação, apoiando o conceito de que a etiologia desta doença pode ser diferente da da pré-eclâmpsia de início tardio. A doença de início precoce parece ser mediada pela placenta e está associada a um fluxo Doppler anormal da artéria uterina, restrição do crescimento fetal e resultados maternos e fetais adversos. O início mais tardio da doença (após as 34 semanas de gestação) tem sido associado a factores "constitucionais" maternos, como o índice de massa corporal (IMC), e pode estar associado a resultados mais favoráveis **(Lindheimer e Taler, 2008).**

Numa revisão sobre a proteinúria na gravidez, **Lindheimer e Taler (2008)** e **Kanter (2010)** salientaram que não existem dados sólidos que apoiem o limite de 300 mg/24 horas habitualmente utilizado para diagnosticar a pré-eclâmpsia e que existe pouco consenso quanto ao grau de proteinúria "grave". O manuseamento das proteínas é alterado na gravidez e muitos factores podem afetar a quantidade de proteinúria para além da patologia renal, incluindo os esteróides administrados para a maturidade pulmonar. Se a doença estiver presente, mesmo pequenas alterações nos níveis tubulares de proteinúria podem causar um aumento significativo da proteinúria, uma vez que a reabsorção tubular já deve estar maximizada. Concluíram que as decisões de tratamento não devem provavelmente basear-se apenas no grau de proteinúria após o diagnóstico inicial, mas sim noutros indicadores mais fiáveis da gravidade da doença, como a PA, a disfunção hepática ou a deterioração do estado neurológico.

O rácio proteína/creatinina na urina (UPCR) tem sido utilizado para fornecer um teste de proteinúria menos demorado quando se está a considerar um diagnóstico de pré-eclâmpsia. Este teste quantitativo pontual, recolhido aleatoriamente, correlaciona-se com o estudo das proteínas urinárias de 24 horas numa variedade de populações de doentes, ao passo que os testes de urina com vareta são testes qualitativos que são maus indicadores dos níveis de proteínas totais. Devido à importância de identificar rápida e positivamente as mulheres com proteinúria significativa, muita investigação tem sido direcionada para determinar quais os valores de corte adequados para a UPCR que devem ser utilizados para fornecer os resultados mais sensíveis. Se fosse possível excluir as gamas pré-eclâmpticas de proteinúria, seria possível reduzir o número de mulheres que necessitam de internamento hospitalar para a realização de análises ou que são obrigadas a efetuar desnecessariamente uma colheita de urina de 24 horas em casa. Neste sentido, a UPCR poderia ser uma ferramenta económica e que pouparia tempo no diagnóstico ou na exclusão mais exacta do diagnóstico de pré-eclâmpsia. Infelizmente, a identificação de um valor de corte fiável para um nível crítico é problemática, e a inadequação de muitos dos estudos para resolver o problema é significativa **(Wheller *et al.2W7).***

As deficiências da utilização da UPCR para diagnosticar a pré-eclâmpsia incluem a avaliação inadequada da excreção de proteínas nas colheitas de urina de 24 horas utilizadas para comparação. A utilização comum de coeficientes de correlação em vez de gráficos de Bland-Altman e, talvez ainda mais importante, o facto de os níveis de urina variarem ao longo do dia e de dia para dia. Embora a UPCR possa fornecer uma estimativa pontual útil da proteinúria no futuro, se forem utilizadas as ferramentas de avaliação corretas, o estudo da urina de 24 horas continua a ser o padrão de ouro para o diagnóstico da pré-eclâmpsia **(Judi, 2010).**

1.2 Leucotrienos (LTs):

São potentes mediadores de reacções inflamatórias e imunitárias e têm demonstrado desempenhar um papel importante na mediação de processos fisiopatológicos em algumas doenças humanas. A medição destes mediadores nos fluidos corporais permite uma melhor compreensão da patogénese da doença e um meio semi-quantitativo de avaliar a atividade da doença (Newcombe, 2007). Os leucotrienos (LTs), compostos por cisteinil LT (CysLT; LTC4, LTD4 e LTE4) e LTB4, são potentes mediadores lipídicos que aumentam a permeabilidade vascular e o recrutamento de neutrófilos (Newcombe, 2007).

1.2.1 Biossíntese de leucotrienos:

A síntese de leucotrienos a partir do substrato ácido araquidónico é iniciada pela 5-lipoxigenase em conjunto com a proteína activadora da 5-lipoxigenase (FLAP). Embora a FLAP não tenha atividade enzimática, aumenta a capacidade da 5-lipoxigenase para interagir com o seu substrato **(Peters-Golden, 2007).**

O leucotrieno A4 (LTA4) é convertido pela LTA4 hidrolase em leucotrieno B4 (LTB4), ou pode ser conjugado com glutatião reduzido pela leucotrieno C4 (LTC4) sintase para produzir LTC4. O LTB4 e o LTC4 são exportados da célula por proteínas transportadoras específicas; o LTC4 libertado é convertido em leucotrieno D4 (LTD4), que sofre conversão em leucotrieno E4 (LTE4) por hidrólise sequencial de aminoácidos. A capacidade de gerar grandes quantidades de leucotrienos a partir do araquidonato está em grande parte confinada aos leucócitos; no entanto, as quantidades de LTB4 e de leucotrienos cisteínicos que os vários tipos de leucócitos produzem dependem das enzimas distais LTA4 hidrolase e LTC4 sintase, respetivamente **(Funk, 2009).**

Embora as células não leucocitárias não disponham geralmente de processos suficientes de 5-lipoxigenase e de exportação. Quando a 5-lipoxigenase é activada, ela
desloca-se para a membrana nuclear externa ou interna. O movimento da 5-lipoxigenase do ucleoplasma para a membrana nuclear interna está associado a uma síntese máxima de LTB4. A transcrição destes genes pode ser regulada por citocinas, fator de crescimento transformador β, leptina, endotelina, vitamina D3, endotoxina e corticosteróides. A expressão da LTC4 sintase, por exemplo, é regulada positivamente pela interleucina e negativamente pela endotoxina (Funk, 2009).

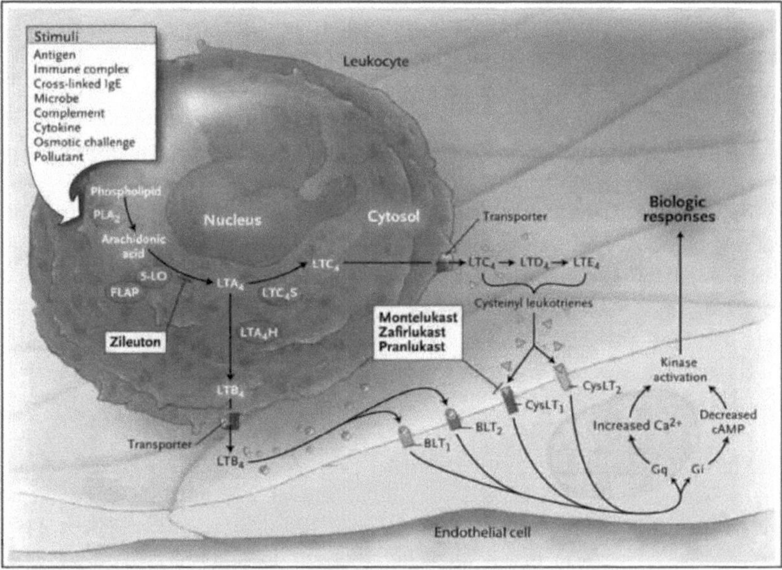

Fig. 1.2: Biossíntese dos leucotrienos **(Peters-Golden ,2007).**

Os cisteinil-leucotrienos (CysLTs, ou seja, LTC4, LTD4 e LTE4) medeiam a broncoconstrição, a secreção de muco e a vasoconstrição, que são componentes centrais da inflamação asmática das vias respiratórias, enquanto o LTB4 é um dos mais potentes agentes quimiotácticos e pró-inflamatórios até agora descritos (Funk^009). O LTC4 é produzido principalmente por eosinófilos, mastócitos e basófilos, mas também por macrófagos/monócitos. O LTB4 é produzido predominantemente por neutrófilos, mas também por macrófagos/monócitos e células dendríticas. Além disso, os leucotrienos são produzidos em reacções transcelulares que envolvem células inflamatórias e elementos estruturais circundantes. Os LT desempenham papéis importantes tanto na resposta imunitária inata como na adaptativa (Peters-Golden e Henderson, 2007).

1.2.2 Leucotrieno B4 (LTB4):

É quimiotático para neutrófilos, monócitos/macrófagos, eosinófilos, fibroblastos, células dendríticas e linfócitos T CD4+ e CD8+ activados (Shin ***et al.***,2006).

Para além das suas propriedades quimiotácticas, o LTB4 converte os leucócitos de rolamento no endotélio em adesão firme. Foi demonstrado que as células endoteliais humanas tratadas com LTB4 promovem a migração transendotelial de neutrófilos **(Dahlen *et* aZ.,2011).**

O LTB4 ativa os leucócitos, aumentando a fagocitose dos macrófagos e dos neutrófilos **(Peters-Golden, 2005).** O LTB4 também aumenta a morte microbiana dos fagócitos, estimulando a libertação de enzimas lisossomais e a produção de defensinas, ROS e NO. Além disso, o LTB4 estimula a produção de citocinas e quimiocinas (por exemplo, TNF-α, IL-8 e proteína quimioatraente de monócitos-1 [MCP-1]), bem como a secreção de imunoglobulinas. O LTB4 pode ser produzido por neutrófilos, mastócitos, eosinófilos e macrófagos estimulados por citocinas pró-inflamatórias como o TNF-α, IL-1β e quimioatraentes como o CXCL8, C5a e ele próprio **(Serhan, 2006; Crooks e Stockley,2010).**

O LTB4 exerce os seus efeitos através da ligação a dois receptores, denominados BLT1, recetor de alta afinidade, e BLT2, recetor de baixa afinidade **(Toda *et al.*, 2007).** O BLT1 é expresso principalmente nos leucócitos e medeia a maioria das funções mediadas pelo LTB4. O BLT2 é expresso de forma mais ubíqua e o seu papel funcional não é suficientemente claro. No entanto, foi demonstrado que o LTB4 medeia a quimiotaxia das células dendríticas através do BLT2 **(Shin *et al.*, 2006).**

O LTB4 aumenta a expressão da β2-integrina CDllb/CD18 nos neutrófilos, o que pode facilitar a aderência e a migração dos neutrófilos, apesar de o LTB4 ter sido relatado como capaz de estimular a migração independente da β2-integrina dos PMN através das células endoteliais pulmonares humanas *in vitro* **(Mackarel ef "Z.,2008).** Além disso, experiências in vitro indicam que as células endoteliais da veia umbilical humana (HUVEC) expressam receptores LTB4 (BLT1 e BLT2), que são mais expressos após a estimulação com LPS e TNF-a e mais reactivos ao LTB4. O LTB4 pode aumentar a produção de óxido nítrico e de MCP-1 em HUVEC estimuladas por LPS **(Qiu *et* aZ., 2006).** Esta é uma caraterística importante do LTB4, porque o MCP-1 facilita a transmigração de PMN através das barreiras das células endoteliais **(Maws ef r/Z.,2003).** Estes dados sugerem que a interação do LTB4 com as células endoteliais estimuladas por LPS (ou TNF-α) através do BLT1 e do BLT2 pode aumentar a transmigração dos PMN através das células endoteliais. O LTB4 facilita a migração dos PMN através das células epiteliais através da cascata ligada à quinase regulada por sinal extracelular **(YoueZuZ.,2003).**

O LTB4 aumenta a produção de IL-6 em monócitos humanos, aumentando a transcrição do gene da IL-6 e a estabilização do ARN mensageiro (ARNm). A ativação dos factores de transcrição NF-κB e NF-IL-6 pode ser importante para este aumento da libertação de IL-6 **(Brach cfaZ.,2009).**

1.2.3 Cisteinil-Leukotrienos (CysLTs):

Os CysLTs eram anteriormente conhecidos como substância de reação lenta da anafilaxia (SRS-A). São broncoconstritores potentes, sendo o LTC4 e o LTD4 mais potentes do que o E4. Em seres humanos, o efeito broncoconstritor dos CysLTs inalados demonstrou ser cerca de 100 a 10 000 vezes mais potente do que a histamina inalada. Além disso, os CysLTs são potentes vasoconstritores **(Ogawa,2006 ;Dahlen *et* aZ.,2008).** Além disso, os CysLTs aumentam a permeabilidade (levando ao extravasamento de leucócitos, exsudação de plasma e edema) e hipersecreção de muco.

Podem desempenhar um papel na remodelação das vias respiratórias, por exemplo, estimulando a proliferação do músculo liso brônquico (tanto hiperplasia como hipertrofia), a proliferação de fibroblastos, o aumento da deposição de colagénio e a hiperplasia das glândulas mucosas **(Holgate *et al.,*** 2008). Os CysLTs promovem o recrutamento de eosinófilos, neutrófilos, células dendríticas e linfócitos T. Os CysLTs estimulam a proliferação e a diferenciação de progenitores hematopoiéticos eosinófilos da medula óssea, bem como a sua subsequente migração para o sangue. Além disso, um estudo sugere que os CysLTs são importantes para prolongar a sobrevivência dos eosinófilos. O LTD4 parece ter uma potência semelhante à do fator estimulador de colónias de granulócitos e macrófagos (GM-CSF) a este respeito (Lee "Z., 2009). Além disso, os CysLTs demonstraram induzir proteínas de adesão celular e, assim, promover a adesão de leucócitos às células endoteliais vasculares. Os CysLTs também demonstraram ter alguns efeitos antimicrobianos, embora estas acções sejam mais limitadas do que as do LTB4. Estudos demonstraram a capacidade dos CysLTs para induzir a formação de ROS e NO. Além disso, os CysLT promovem a sobrevivência dos leucócitos. Os CysLTs estimulam a produção de citocinas T helper tipo 2 (TH2) (por exemplo, IL-4, 5 e 13), que por sua vez estimulam a produção dos CysLTs. A IL-4 regula positivamente a expressão do gene da LTC4 sintase, ao passo que a IL-4 e a IL-13 regulam positivamente a expressão do gene do recetor CysLT1. A LTD4 aumenta a produção de IL-1 pelos monócitos humanos e pode substituir a IL-2 na indução da secreção de interferão-y pelos linfócitos T **(Johnson *)t al.,*2007).**

Existem pelo menos dois receptores para os CysLTs, denominados receptores de cisteinil leucotrienos tipo 1 e tipo 2 (CysLT1 e CysLT2), com uma ampla distribuição. O recetor CysLT1 é expresso principalmente nos leucócitos do sangue periférico do baço (incluindo eosinófilos), e menos fortemente expresso no pulmão (células musculares lisas e macrófagos intersticiais), intestino delgado, pâncreas e placenta. O recetor CysLT2 é expresso principalmente no coração, na medula suprarrenal, na placenta, nos leucócitos do sangue periférico (incluindo eosinófilos), no baço e nos gânglios linfáticos, e tem alguma expressão no SNC. Todos os receptores de LT (CysLT1, CysLT2, BLT1 e BLT2) são receptores de sete transmembranas acoplados à proteína G (GPCR) e os LT activam o subtipo Gq (resultando num aumento da concentração de cálcio intracelular) e/ou o subtipo Gi (resultando numa diminuição do AMPc intracelular) **(Evans,2011).**

1.3 Paraoxonase-1 (PON1):C.E. (3.1.1.2)

A paraoxonase-1 do soro humano é uma proteína glicosilada de 43 KDa composta por 354 aminoácidos. A paraoxonase-1 (PON1) é uma esterase dependente de cálcio que hidrolisa ésteres de ácidos carboxílicos aromáticos, lactonas e compostos organofosforados tóxicos, incluindo o paraoxão, do qual retira o seu nome **(Loscalzo,2008).**

A PON1 é um membro da família de proteínas que também inclui a PON2 e a PON3, que partilham uma homologia estrutural considerável e estão localizadas adjacentemente no cromossoma 7 em humanos **(Draganove *t* aZ.,2005).** As três proteínas previnem o stress oxidativo e combatem a inflamação.

A PON1 é sintetizada principalmente no fígado e uma parte é secretada no plasma, onde é associada à apoA-I nas partículas de lipoproteínas de alta densidade (HDL) **(Loscalzo,2008).** A PON1 pode ligar-se reversivelmente a substratos de organofosfatos, que hidrolisa. Em contrapartida, os organofosforados são substratos suicidas para outras esterases orgânicas séricas, como a pseudocolinesterase, e para a acetilcolinesterase nas sinapses e na junção neuromuscular, porque se ligam a elas de forma irreversível. Por conseguinte, a PON1 é o principal meio de proteção do sistema nervoso contra a neurotoxicidade dos organofosforados que entram na circulação **(Durrington *et al^2011).***

No contexto clínico, a PON revelou níveis diminuídos na insuficiência renal crónica, na diabetes, na hipercolesterolemia familiar, em mulheres obesas **(Kota *et al.,* 2013),** na neuropatia periférica e também demonstrou estar alterada em doentes com EP **(Mohamadin, 2010).**

1.3.1 Factores que afectam a atividade do paraoxonasel:

A atividade da PON1 no soro é afetada tanto por factores ambientais como por efeitos farmacológicos.

1-Factores ambientais (Kota *et al.,2013):*

a- Dieta rica em gorduras saturadas, reduz a atividade da PON/aril esterase sérica da saciedade, e dieta rica em gorduras insaturadas, aumenta a atividade da PON/aril esterase sérica da saciedade. A gravidez diminui a atividade da PON1.

b-O tabagismo inibe a atividade da PON1.

c- O consumo de álcool diminui a atividade da PON1 .

d- Idade: A atividade da PON1 diminui com a idade. A atividade da PON1 em recém-nascidos e bebés prematuros é metade da atividade da PON1 adulta, e só após um ano atinge o seu nível adulto **(Seres *et al. ,2004).***

2-Efeitos farmacológicos (Blatter-Garin, 2003):

As estatinas, a aspirina, os fibratos, os glucocorticóides e o fenobarbital são indutores clássicos da atividade da PON1.

1.3.2 Função da PON:

1-Atividade hidrolítica:

A PON1 é uma esterase dependente de cálcio que foi inicialmente identificada pela hidrólise de ésteres carboxílicos aromáticos, insecticidas organofosforados e substâncias nervosas. A enzima hidrolisa ésteres de organofosforados ligados ao paraoxon. Os oxons, que não passam por desintoxicação no fígado dos mamíferos, são hidrolisados pela enzima PON1 antes de os organofosforados apresentarem a sua atividade **(Costa,2003).**

A enzima catalisa também a hidrólise de vários carbonatos e ésteres de ácidos carboxílicos aromáticos, como o fenilacetato e o acetato de 4-nitrofenilo, e a hidrólise de gases nervosos como o sarin e o soman, que pertencem ao mesmo grupo químico **(Costa, 2003).**

2-Atividade anti-aterogénica:

A segunda função importante da PON1 é a atividade anti-aterogénica. A PON1 sérica existe com as HDL no plasma e actua para evitar a oxidação das lipoproteínas plasmáticas. A PON1 é eficaz contra os peróxidos lipídicos e também contra o peróxido de hidrogénio. Por conseguinte, considera-se que tem uma atividade semelhante à da peroxidase **(Aviram, 2004).**

A atividade da PON1 no soro é especialmente importante para a proteção dos fosfolípidos do LDL contra a oxidação. No efeito protetor contra a aterosclerose, a PON1 tem diferentes caraterísticas anti-aterogénicas, como a proteção contra a oxidação do colesterol induzida pelos radicais livres na parede arterial e a proteção contra os efeitos nocivos das LDL oxidadas. Para além do LDL, a enzima protege também o HDL, que actua como transportador de peróxido lipídico **(Chait^005).**

Inativação por 3-Lipopolissacarídeos:

A PON1 associada ao HDL protege o organismo contra a endotoxina bacteriana através da hidrólise dos lipopolissacáridos bacterianos. A PON1 hidrolisa o lipopolissacárido bacteriano com o seu efeito de fosfatase. Além disso, a enzima previne a resposta inflamatória ao evitar a interação entre a proteína específica de ligação aos macrófagos e o lipopolissacárido bacteriano **(Bayrak *et al.,* 2005) (Cabana, 2009).**

1.4 Mieloperoxidase (MPO):E .C (1.11.2.2)

A MPO é uma hemoproteinase abundantemente expressa nos leucócitos polimorfonucleares (neutrófilos) e segregada durante a sua ativação. A presença de uma peroxidase nos grânulos citoplasmáticos dos leucócitos foi sugerida no início do século XX, mas foi no início dos anos 40 que foi purificada pela primeira vez. A MPO nativa é um complexo tetramérico ligado covalentemente de duas cadeias alfa glicosiladas (MW 64 kDa) e duas cadeias beta não glicosiladas (MW 14 kDa) com MW total de cerca de 150 kDa **(Nauseef,2011).**

A MPO desempenha um papel importante na ação microbicida dos neutrófilos, catalisando a oxidação do cloreto de sódio em ácido hipocloroso, que é um agente antimicrobiano importante. Por outro lado, foi demonstrado que a MPO causa a modificação oxidativa da lipoproteína de baixa densidade (LDL) para uma forma de alta absorção que é considerada um evento chave na promoção da aterogénese. É por isso que se acredita que a

MPO participa no início e na progressão das doenças cardiovasculares **(Nauseef,2011).**

A MPO possui potentes propriedades pró-inflamatórias e pode contribuir diretamente para a lesão dos tecidos. Além disso, a MPO está envolvida na patogénese do cancro do pulmão, da doença de Alzheimer e da esclerose múltipla **(Reynolds, 2005; Nagra, 2009; Chevrier, 2011).**

Considera-se que a MPO é um dos marcadores cardíacos mais promissores. Foi demonstrado que um nível elevado de MPO no sangue de um doente serve como marcador de risco para a aterosclerose e a doença arterial coronária **(Nambi,2005; Zhang *M* al.,2011).** A MPO prevê o risco precoce de enfarte do miocárdio, bem como o risco de outros eventos cardíacos adversos importantes em doentes com dor torácica nos períodos subsequentes de 30 dias e 6 meses. A MPO actua como um marcador na previsão destes resultados, independentemente de outros factores de risco laboratoriais conhecidos, incluindo troponinas, isoforma MB da creatina quinase (CK-MB), proteína C reactiva (PCR) e perfil lipídico. Além disso, ao contrário das troponinas I e T, da CK-MB e da PCR, a MPO permite identificar doentes em risco de eventos cardíacos na ausência de necrose miocárdica. Todos estes factores tornam a medição da MPO nos doentes um procedimento indispensável para revelar os doentes com dor torácica que correm um risco acrescido de complicações cardiovasculares **(Brennan, 2003; Baldus,2012).**

Existem algumas doenças auto-imunes relacionadas com o desenvolvimento de auto-anticorpos contra a MPO. Na artrite reumatoide, são também registados níveis baixos a moderados de auto-anticorpos anti-MPO. A imunoquímica avançada anuncia que está disponível uma nova geração de anticorpos monoclonais anti-MPO adequados para o desenvolvimento de um imunoensaio quantitativo da MPO. Os imunoensaios tipo sanduíche que utilizam estes anticorpos demonstraram excelentes resultados na deteção precisa da MPO em amostras de sangue de doentes **(Baldus, 2012).** A MPO humana é purificada a partir da massa de leucócitos humanos e pode ser utilizada como antigénio em imunoensaios concebidos para a deteção de autoanticorpos específicos da MPO; como padrão imunológico da MPO, como imunogénio para o ião do produto de anticorpos e em estudos bioquímicos e imunoquímicos da MPO (Choi HK,2008).

1.5 Os objectivos do estudo:

1 Demonstrar as diferenças nos níveis séricos de MPO, PON-1, LTB4 e LTD4 em grávidas pré-eclâmpticas e saudáveis.

2 Avaliar as correlações da MPO, PON-1, LTB4 e LTD4 com a gravidade da doença.

3 . Avaliar a concentração de cada um destes marcadores durante diferentes períodos gestacionais em grávidas normais e pré-eclâmpticas .

4 . Determinar os valores de corte, a especificidade e a sensibilidade de cada uma das concentrações de MPO, PON-1, LTB4 e LTD4 na previsão da grávida suscetível de desenvolver pré-eclampsia no futuro.

CAPÍTULO 2

2.1 Assuntos:

2.1.1 Doentes e grupo de controlo:

Foi realizado um estudo prospetivo de controlo aleatório no AL-Zahra'a Teaching Hospital (Universidade de Kufa/Faculdade de Medicina na cidade de AL-Najaf), no Departamento de Obstetrícia e Ginecologia, desde 1 de junho de 2013 até janeiro de 2014.

Participaram neste estudo 207 mulheres com idades compreendidas entre os 21 e os 38 anos. **Todas as mulheres participantes deram o seu consentimento escrito, revelando a sua concordância em serem incluídas neste estudo. Este estudo foi aprovado pelo comité ético e científico da faculdade.** Todas as 207 grávidas foram submetidas a um programa de acompanhamento:-

1. Às 16-20 semanas de gestação (primeiro período de acompanhamento)
2. Às 21-28 semanas de gestação (segundo período de acompanhamento)
3. Às 29-40 semanas de gestação (terceiro período de acompanhamento)

No primeiro período de 16-20 semanas de gestação: os dados de cada mulher do estudo foram recolhidos e registados: incluem as idades materna e gestacional, o grupo sanguíneo e o fator Rh, os antecedentes médicos, os antecedentes familiares de hipertensão e diabetes mellitus, o tabagismo, o exame completo (exame geral e obstétrico), a medição da pressão arterial, o peso corporal (kg) e a altura (m) e o cálculo do IMC para cada paciente.

Além disso, cada mulher foi submetida a um exame de sangue completo, a um exame geral de urina, a uma análise das proteínas, a uma análise da função renal (ureia no sangue e creatinina sérica), a uma análise da função hepática (ALT e AST séricas) e a uma análise aleatória da glicemia. Foram repetidas investigações semelhantes para cada uma das 207 grávidas durante o período da segunda visita (21-28 semanas) e no período da terceira visita (29-40 semanas).

A pressão arterial média (PAM) foi extraída da seguinte fórmula : **PAM = Pressão diastólica (PD) + 1/3 [Pressão sistólica (PS) - Pressão diastólica (PD)]**

Todos os dados demográficos e bioquímicos importantes de todos os participantes estão listados na tabela 2.1.

Tabela 2.1 : Dados demográficos e alguns marcadores bioquímicos em **207** mulheres grávidas incluídas neste estudo.

Characteristics	*First period 16-20 week*	*Second period 21-28 week*	*Third period 29-40 week*
	Mean ± SD	*Mean ± SD*	*Mean ± SD*
Age, (years)	**28.93 ± 5.45**	**28.93 ± 5.45**	**28.93 ± 5.45**
Parity	**2.26 ± 1.23**	**2.26 ± 1.23**	**2.26 ± 1.23**
Body mass index(kg/m^2)	**24.26 ± 2.61**	**25.16 ± 2.15**	**27.31± 2.06**
Systolic pressure(mmHg)	**116.44 ± 6.57**	**151.16±7.45**	**152.24 ± 6.07**

Diastolic pressure(mmHg)	**75.26 ± 5.76**	**97.56 ± 6.33**	**98.04 ± 4.41**
Mean arterial pressure(mmHg)	**88.99 ± 5.04**	**108.05 ± 4.11**	**118.45 ± 4.13**
Hb g/dl	**11.09±1.30**	**11.35±0.71**	**12.25±1.54**
*Platelet *10^3/UL*	**205.02±56.60**	**201.11±35.63**	**197.77±61.48**
B. urea mg/dl	**28.94±5.76**	**29.77±3.28**	**30.44±5.24**
S. creatinine mg/dl	**0.52±0.137**	**0.54±0.141**	**0.54±0.078**
S.GPT U/L	**18.57±6.68**	**19.57±8.30**	**19.64±8.33**
S.GOT U/L	**18.91±10.54**	**19.23±9.77**	**26.16±10.34**

Os critérios de exclusão incluem:

Gravidez múltipla, diabetes mellitus, doenças hepáticas e renais, perturbações imunológicas, hipertensão crónica e perturbações da tiroide ou cardíacas, perturbações cardíacas, as que tinham antecedentes de nado-morto, perturbações fetais, rutura prematura da membrana ou qualquer doença infecciosa durante a gravidez atual. Nenhuma das participantes era fumadora ou tinha qualquer doença infecciosa durante a gravidez atual.

Destas 207 grávidas, 27 desenvolveram pré-eclampsia após as 20 semanas de gestação. 18 foram classificadas como tendo PE ligeira e nove foram classificadas como tendo PE grave. As pacientes foram consideradas pré-eclâmpticas de acordo com os seguintes critérios: 1- a sua pressão arterial sistólica e diastólica era $\geq$140 /90 mmHg em duas leituras consecutivas com 4-6 horas de intervalo na posição sentada e após 5 minutos de repouso. 2- albumina aleatória de urina $\geq$ +1 (ou seja, 30 mg/dl) por vareta. Isto está normalmente correlacionado com um relatório de urinálise de 300 mg ou mais de proteína numa colheita de urina de 24 horas cronometrada (Lindheimer, 2008).

O diagnóstico de pré-eclâmpsia grave foi considerado em grávidas com tensão arterial>160/110 mmHg e proteinúria de pelo menos 3+ na vareta (geralmente correlacionada com um relatório de análise de urina de 5 g de proteína numa colheita de urina de 24 horas cronometrada **(Judi, 2010).**

As restantes 180, que não desenvolveram pré-eclâmpsia e prosseguiram com uma gravidez normal e não complicada, foram consideradas como controlo. A sua idade materna variava entre os 12 e os 36 anos. Todas as caraterísticas das grávidas de controlo são apresentadas no quadro 2 2

Tabela 2.2 : Dados demográficos e alguns marcadores bioquímicos em **180** grávidas não pré-eclâmpticas incluídas neste estudo.

	First period *16-20 week*	*Second period* *21-28 week*	*Third period* *29-40 week*
	Mean ± SD	*Mean ± SD*	*Mean ± SD*
Age, (years)	**27.55 ± 5.32**	**27.55 ± 5.32**	**27.55 ± 5.32**

Parity	**2.26 ± 1.23**	**2.26 ± 1.23**	**2.26 ± 1.23**
Body mass index(kg/m²)	**25.16 ± 2.31**	**25.43 ± 1.05**	**25.31± 1.06**
Systolic pressure(mmHg)	**112.24 ± 5.23**	**116.16±6.78**	**116.24 ± 6.13**
Diastolic pressure(mmHg)	**74.53 ± 4.96**	**76.52 ± 6.13**	**75.13 ± 5.23**
Mean arterial pressure(mmHg)	**88.56 ± 4.24**	**88.55 ± 5.01**	**89.85 ± 4.76**
Hb g/dl	**11.45±1.77**	**12.35±0.91**	**12.67±0.89**
*Platelet *10^3/UL*	**206.88±78.60**	**205.11±45.63**	**105.77±54.48**
B. urea mg/dl	**28.94±5.76**	**29.77±3.28**	**29.21±4.04**
S. creatinine mg/dl	**0.52±0.137**	**0.54±0.141**	**0.54±0.078**
S.GPT U/L	**18.57±6.68**	**19.57±8.30**	**19.64±8.33**
S.GOT U/L	**18.91±10.54**	**19.23±9.77**	**18.16±9.34**

Durante o período de estudo, foram também estudadas 35 grávidas de 21 a 39 anos com pré-eclampsia ligeira e 21 grávidas de 26 a 41 anos com pré-eclampsia grave. Assim, o número total de grávidas com pré-eclampsia ligeira passou a ser 53 e o das grávidas com pré-eclampsia grave 30. Esta amostra adicional de pré-eclampsia foi utilizada para comparar o efeito da gravidade da doença nos parâmetros bioquímicos estudados. As caraterísticas demográficas e algumas caraterísticas bioquímicas destes grupos estão listadas na tabela 2.3.

Tabela 2.3 : Caraterísticas dos doentes com pré-eclâmpsia ligeira e grave incluídos neste estudo.

Characteristics	*Mild PE*	*Severe PE*
	Mean± SD	*Mean± SD*
Systolic BP mmHg	**151.5±3.43**	**174.8±10.30**
Diastolic BP mmHg	**99.7±3.39**	**118.7±5.33**
Proteinurea	**2±1**	**3±1**
BMI Kg/M^2	**32.33±2.37**	**33.11±3.01**
B.urea mg/dl	**28.33±2.910**	**33.55±5.294**
S.creatinine mg/dl	**0.59±0.125**	**0.83±0.086**
S.GOT U/L	**19.40±7.68**	**82.60±157.34**
S.GPT U/L	**23.83±8.64**	**94.26±190.16**

Hb g/dl	**11.9±0.74**	**12.3±1.28**
*Platelet *10^3/UL*	**195.72±20.85**	**174.77±38.51**

2.1.2 Recolha de amostras:

As amostras de sangue foram obtidas de mulheres grávidas com pré-eclâmpsia e de grupos sem PE por punção venosa. As amostras foram deixadas a coagular à temperatura ambiente durante 30 minutos e depois centrifugadas a 3000 rpm durante 20 minutos. Os soros foram divididos em pequenas alíquotas a -18 C° até à análise.

2.2 Materiais:

2.2.1 Produtos químicos e kits de diagnóstico:

Os produtos químicos e os kits de diagnóstico utilizados neste estudo eram da mais elevada pureza e são enumerados no quadro seguinte com os respectivos fornecedores.

Quadro 2.4 Produtos químicos e kits de diagnóstico .

Materials	Supplier
Human LeukotreineB4(LT-B4) ELISA Kit	CUSABIO BIOTECH.USA
Human LeukotreineD4(LT-D4) ELISA Kit	CUSABIO BIOTECH.USA
Human Paraoxonase(PON) ELISA Kit	CUSABIO BIOTECH.USA
Human Myeloperoxidase(MPO) ELISA Kit	CUSABIO BIOTECH.USA

2.2.2 Instrumentos:

Todos os instrumentos e ferramentas utilizados neste estudo são enumerados na tabela 2.5.

Tabela 2.5 Instrumentos e equipamentos utilizados na investigação.

Equipment	Company
Automatic Pipette.	Eppendrof, England
Water bath	kottermann-laboratechnic, Germany

Bench Centrifuge	Hettich/Germany
Bio-Elisa Reader	Bio-Tek Instruments. Inc., U.S.A.

2.3 Métodos:

2.3.1 Determinação da concentração sérica de mieloperoxidase (MPO), leucotrieno B4 (LTB4), leucotrieno D4 (LTD4) e paraoxonase (PON):

2.3.1.1 Princípio do ensaio LT-B4, LTD4, PON-1 e MPO ELISA Kit:

Este ensaio utiliza a técnica quantitativa de imunoensaio enzimático em sanduíche. Os anticorpos específicos para LT-B4, LTD4, PON-1 ou MPO foram pré-revestidos, correspondendo a uma placa de microtítulo. Os padrões e as amostras são pipetados para os poços e qualquer um destes antigénios bioquímicos acima mencionados é ligado ao anticorpo imobilizado. Após a remoção de quaisquer substâncias não ligadas, um anticorpo conjugado com biotina específico para

Adicionar aos alvéolos LT-B4, LTD4, PON-1 ou MPO. Após a lavagem, adiciona-se aos poços peroxidase de rábano conjugada com avidina (HRP). Após uma lavagem para remover qualquer reagente avidina-enzima não ligado, é adicionada uma solução de substrato aos poços e a cor desenvolve-se proporcionalmente à quantidade de (LT-B4, LTD4, PON-1 e MPO) ligada na fase inicial.

O desenvolvimento da cor é interrompido e a intensidade da cor é medida a 450 nm **(Brash e Horbett, 2014)**

2.3.1.2 Preparação do reagente de leucotrieno B4 humano :

1. **Biotin-antibody(lx)-** (O frasco foi centrifugado antes de ser aberto): Foi necessária uma diluição de 100 vezes para o anticorpo biotina. Uma diluição sugerida de 100 vezes foi 10 pl de anticorpo biotínico + 990 pl de diluente de anticorpo biotínico.
2. **HRP-avidina (lx)-** (O frasco foi centrifugado antes de ser aberto): Foi necessária uma diluição de 100 vezes da HRP-avidina. Uma diluição sugerida de 100 vezes é 10 pl de HRP-avidina + 990 pl de Diluente HRP-avidina.
3. **Tampão de lavagem(lx):** 20 ml de concentrado de tampão de lavagem (25 x) foram diluídos em água desionizada ou destilada para preparar 500 ml de tampão de lavagem (1 x).
4. **Padrão** : O frasco de padrão foi centrifugado a 6000-10000 xg durante 30s. O padrão foi reconstituído com 1,0 ml de diluente de amostra. Esta reconstituição produziu uma solução-mãe de 80 ng/ml. O padrão foi misturado para assegurar a reconstituição completa e deixou-se o padrão repousar durante um mínimo de 15 minutos com agitação suave antes de efetuar as diluições. Pipetar 250 pl de diluente de amostra para cada tubo (S0-S6).

A solução-mãe foi utilizada para produzir uma série de diluições de 2 vezes (figura 2.1). Cada tubo foi cuidadosamente misturado antes da transferência seguinte. O padrão não diluído foi utilizado como padrão elevado (80 ng/ml). O diluente da amostra foi utilizado como padrão zero (0 ng/ml).

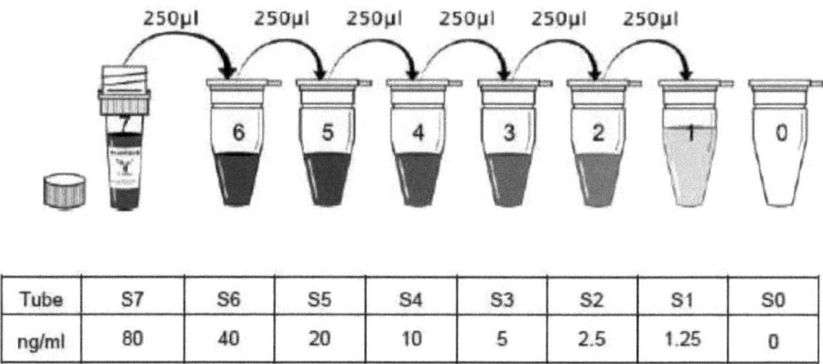

Tube	S7	S6	S5	S4	S3	S2	S1	S0
ng/ml	80	40	20	10	5	2.5	1.25	0

Fig.2.1: Preparação da diluição em série do padrão de leucotrieno B4 utilizando diluentes de amostra.

<u>2.3.1.3 Procedimento de ensaio do leucotrieno B4 humano:</u>

1. Todos os reagentes e amostras foram levados à temperatura ambiente antes de serem utilizados.
2. Todos os reagentes, padrões de trabalho e amostras foram preparados.
3. Foram adicionados 100 pl de padrão e de amostra por poço. Cobriu-se com a fita adesiva fornecida e incubou-se durante 2 horas a 37°C.
4. O líquido de cada poço foi retirado; não lavar.
5. Adicionou-se 100 pl de anticorpo biotina (1x) a cada poço. Cobriu-se com uma nova tira adesiva e incubou-se durante 1 hora a 37°C. (Biotin-antibody,1x) pode parecer turvo. Em seguida, aqueceu-se à temperatura ambiente e misturou-se suavemente até a solução ficar uniforme.
6. A aspiração e a lavagem de cada poço foram repetidas duas vezes, num total de três lavagens com tampão de lavagem (200 pl), utilizando um frasco de esguicho.
7. Adicionou-se 100 ml de HRP-avidina (1x) a cada poço. Em seguida, cobriu-se a placa de microtítulo com uma nova tira adesiva e incubou-se durante 1 hora a 37°C.
8. o processo de aspiração/lavagem foi repetido cinco vezes como na etapa 6.
9. Adicionou-se 90 pl de substrato de tetrametilbenzidina (TMB) a cada poço e incubou-se durante 15-30 minutos a 37°C.
10. Adicionou-se 50 pl de solução de paragem a cada poço, batendo suavemente na placa para assegurar uma mistura completa.
11. A densidade ótica de cada alvéolo foi determinada no espaço de 5 minutos, utilizando um leitor de microplacas regulado para 450 nm.

<u>2.3.1.4 Cálculo dos resultados do leucotrieno B4 humano:</u>

Foi criada uma curva-padrão através da redução dos dados utilizando um programa informático capaz de gerar uma curva de ajuste logístico de quatro parâmetros (4-PL). Em alternativa, construir uma curva padrão traçando a absorvância média de cada padrão no eixo dos x contra a concentração no eixo dos y e desenhar uma curva de melhor ajuste através dos pontos do gráfico. Os dados podem ser linearizados traçando o logaritmo das concentrações de LT-B4 em relação ao logaritmo do D.O. e a linha de melhor ajuste pode ser determinada por análise de regressão. Este procedimento produzirá um ajuste adequado, mas menos exato, dos dados.

Se as amostras tiverem sido diluídas, a concentração lida a partir da curva padrão deve ser multiplicada pelo fator de diluição. A gama de deteção é de 1,25 ng/ml-80 ng/ml.

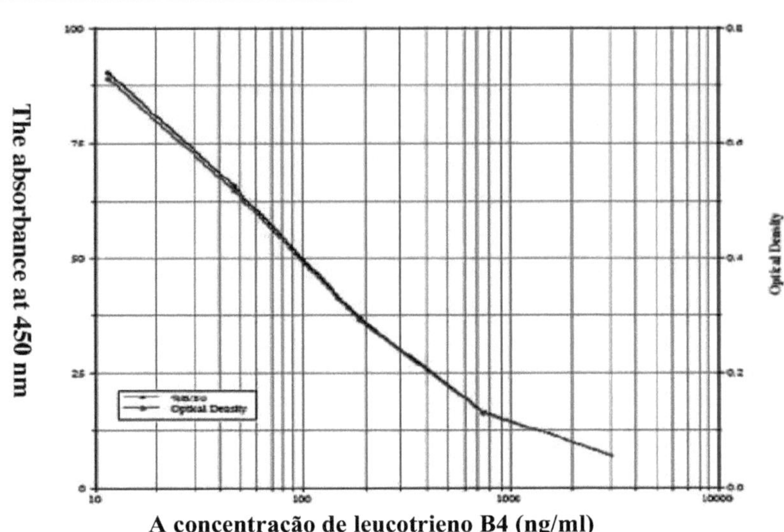

Fig. 2.2 : Curva-padrão do leucotrieno B4 (LTB4) obtida por Bio-ELISA reder ao comprimento de onda de 450 nm.

2.3.2.1 Preparação do reagente de leucotrieno D4 humano:

1. **Biotin-antibody(lx)-** (O frasco foi centrifugado antes de ser aberto): Foi necessária uma diluição de 100 vezes para o anticorpo biotina. Uma diluição sugerida de 100 vezes foi 10 pl de anticorpo biotínico + 990 pl de diluente de anticorpo biotínico.
2. **HRP-avidina (lx)-** (O frasco foi centrifugado antes de ser aberto): Foi necessária uma diluição de 100 vezes da HRP-avidina. Uma diluição sugerida de 100 vezes é 10 pl de HRP-avidina + 990 pl de HRP-avidina Diluente.
3. **Tampão de lavagem(lx):** 20 ml de concentrado de tampão de lavagem (25 x) foram diluídos em água desionizada ou destilada para preparar 500 ml de tampão de lavagem (1 x).
4. **Padrão** : O frasco de padrão foi centrifugado a 6000-10000 rpm durante 30s. O padrão foi reconstituído com 1,0 ml de diluente de amostra. Esta reconstituição produziu uma solução-mãe de 1000 pg/ml. O padrão foi misturado para assegurar a reconstituição completa e deixou-se o padrão repousar durante um mínimo de 15 minutos com agitação suave antes de efetuar as diluições. Pipetar 250 µl de diluente de amostra para cada tubo (S0-S6).

A solução-mãe foi utilizada para produzir uma série de diluições de 2 vezes (figura 2.3). Cada tubo foi bem misturado antes da transferência seguinte. O padrão não diluído foi utilizado como padrão elevado (1000 pg/ml). O diluente da amostra foi utilizado como padrão zero (0 pg/ml).

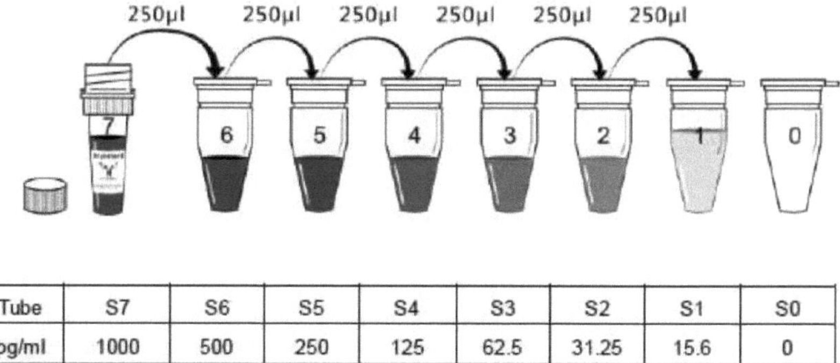

Tube	S7	S6	S5	S4	S3	S2	S1	S0
pg/ml	1000	500	250	125	62.5	31.25	15.6	0

Fig.2.3: Preparação da diluição em série do padrão de leucotrieno D4 utilizando diluentes de amostra.

23.2.2 Procedimento de ensaio do leucotrieno D4 humano:

1. Todos os reagentes e amostras foram levados à temperatura ambiente antes de serem utilizados.
2. Todos os reagentes, padrões de trabalho e amostras foram preparados.
3. Foram adicionados 100 pl de padrão e de amostra por poço. Cobriu-se o poço com a fita adesiva fornecida e incubou-se durante 2 horas a 37°C.
4. O líquido de cada poço foi retirado, não lavar.
5. Adicionou-se a cada alvéolo 100 ppm de anticorpo biotina (1x). Cobriu-se com uma nova tira adesiva e incubou-se durante 1 hora a 37°C. (O anticorpo biotina (1x) pode parecer turvo. Aqueceu-se até à temperatura ambiente e misturou-se suavemente até a solução ficar uniforme.
6. Repetiu-se a espiralação e a lavagem de cada poço duas vezes para um total de três lavagens com Wash Buffer (200µl) utilizando uma garrafa de esguicho.
7. Adicionaram-se cem µl de HRP-avidina (1x) a cada poço. De seguida, cobriu-se a placa de microtítulo com uma nova tira adesiva e incubou-se durante 1 hora a 37°C.
8. O processo de aspiração/lavagem foi repetido cinco vezes como na etapa 6.
9. Adicionou-se 90 µl de tetrametilbenzidina (TMB) a cada poço e incubou-se durante 15-30 minutos a 37°C.
10. Adicionou-se cinquenta µl de solução de paragem a cada poço, batendo suavemente na placa para garantir uma mistura completa.
11. A densidade ótica de cada alvéolo foi determinada no espaço de 5 minutos, utilizando um leitor de microplacas regulado para 450 nm.

2.3.23 Cálculo dos resultados do leucotrieno D4 humano:

Foi criada uma curva-padrão através da redução dos dados utilizando um programa informático capaz de gerar uma curva de ajuste logístico de quatro parâmetros (4-PL). Em alternativa, construir uma curva-padrão traçando a absorvância média de cada padrão no eixo dos x em função da concentração no eixo dos y e desenhar uma curva de melhor ajuste através dos pontos do gráfico. Os dados podem ser linearizados traçando o logaritmo das concentrações de LT-D4 em relação ao logaritmo do D.O. e a linha de melhor ajuste pode ser determinada por análise de regressão. Este procedimento produzirá um ajuste adequado, mas menos preciso, dos dados.

Se as amostras tiverem sido diluídas, a concentração lida a partir da curva padrão deve ser multiplicada pelo fator de diluição. A gama de deteção é de 15,6 pg/ml-1000 pg/ml.

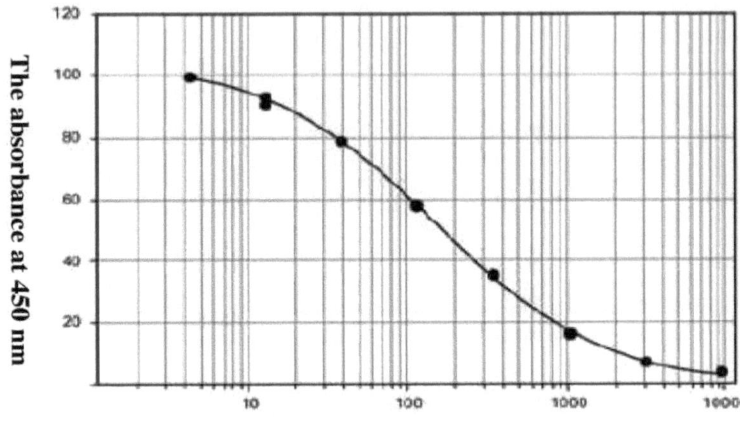

Fig. 2.4: Curva-padrão do leucotrieno D4 (LTD4) obtida por leitor Bio-ELISA ao comprimento de onda de 450 nm.

2.3.3.1 Preparação do reagente de paraoxonase humana (PON):

1. **Biotin-antibody(lx)-** (O frasco foi centrifugado antes de ser aberto): Foi necessária uma diluição de 100 vezes do anticorpo biotina. Uma diluição sugerida de 100 vezes foi 10 μl de anticorpo biotínico + 990 pl de diluente de anticorpo biotínico.
2. **HRP-avidina (lx)-** (O frasco foi centrifugado antes de ser aberto): Foi necessária uma diluição de 100 vezes da HRP-avidina. Uma diluição sugerida de 100 vezes é 10 μl de HRP-avidina + 990 pl de Diluente HRP-avidina.
3. **Tampão de lavagem(lx):** 20 ml de concentrado de tampão de lavagem (25 x) foram diluídos em água desionizada ou destilada para preparar 500 ml de tampão de lavagem (1 x).
4. **Padrão** : O frasco de padrão foi centrifugado a 6000-10000 rpm durante 30s. O padrão foi reconstituído com 1,0 ml de diluente de amostra. Esta reconstituição produziu uma solução-mãe de 2000 mlU/ml. O padrão foi misturado para assegurar a reconstituição completa e deixou-se o padrão repousar durante um mínimo de 15 minutos com agitação suave antes de efetuar as diluições. Pipetar 250 pl de diluente de amostra para cada tubo (S0-S6).

A solução-mãe foi utilizada para produzir uma série de diluições de 2 vezes (figura 2.5). Cada tubo foi bem misturado antes da transferência seguinte. O padrão não diluído foi utilizado como padrão elevado (2000 mlU/ml). O diluente da amostra foi utilizado como padrão zero (0 mlU/ml).

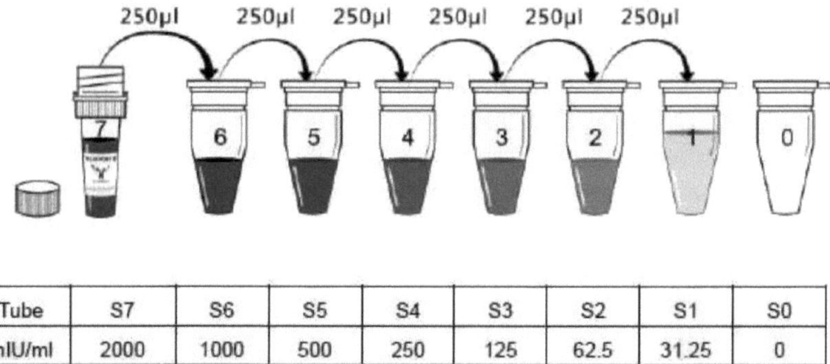

Tube	S7	S6	S5	S4	S3	S2	S1	S0
mIU/ml	2000	1000	500	250	125	62.5	31.25	0

Fig.2.5: Preparação da diluição em série do padrão de paraoxonase (PON) utilizando diluentes de amostra.

2.33.2 Preparação da amostra de paraoxonase humana (PON):

Recomenda-se a diluição das amostras de soro ou plasma com Diluente de Amostra (1:200) antes do teste. A diluição sugerida de 200 vezes pode ser obtida adicionando 5pl de amostra a 45µl de Diluente de Amostra. Completar a diluição de 200 vezes adicionando 5pl desta solução a 285pl de Diluente de Amostra. O fator de diluição recomendado é apenas para referência. O fator de diluição ideal deve ser determinado pelos utilizadores de acordo com as suas experiências específicas.

2.3.33 Procedimento de ensaio da paraoxonase humana (PON):

1. Todos os reagentes e amostras foram levados à temperatura ambiente antes de serem utilizados.
2. Todos os reagentes, padrões de trabalho e amostras foram preparados.
3. Foram adicionados 100 µl de padrão e de amostra por poço. Cobriu-se com a tira adesiva fornecida e incubou-se durante 2 horas a 37°C.
4. O líquido de cada poço foi retirado, não lavar.
5. Adicionou-se 100 µl de anticorpo biotínico (1x) a cada poço e cobriu-se com uma nova tira adesiva e incubou-se durante 1 hora a 37°C. (O anticorpo biotínico (1x) pode parecer turvo. Aqueceu-se até à temperatura ambiente e misturou-se suavemente até a solução ficar uniforme.
6. Repetiu-se a espiralação e a lavagem de cada poço duas vezes para um total de três lavagens com tampão de lavagem (200µl) utilizando um frasco de esguicho
7. Adicionaram-se cem µl de HRP-avidina (1x) a cada poço. Cobriu-se a placa de microtítulo com uma nova tira adesiva e incubou-se durante 1 hora a 37°C.
8. O processo de aspiração/lavagem foi repetido cinco vezes como na etapa 6.
9. Adicionou-se 90 µl de tetrametilbenzidina (TMB) a cada poço e incubou-se durante 15-30 minutos a 37°C. Proteger da luz.
10. Adicionou-se 50 µl de solução de paragem a cada poço, batendo suavemente na placa

para garantir uma mistura completa.

11. Determinar a densidade ótica de cada alvéolo no prazo de 5 minutos, utilizando um leitor de microplacas regulado para 450 nm.

2.33.4 Cálculo dos resultados da paraoxonase humana (PON)

Foi criada uma curva-padrão através da redução dos dados utilizando um programa informático capaz de gerar uma curva de ajuste logístico de quatro parâmetros (4-PL). Em alternativa, construir uma curva-padrão traçando a absorvância média de cada padrão no eixo dos x em função da concentração no eixo dos y e desenhar uma curva de melhor ajuste através dos pontos do gráfico. Os dados podem ser linearizados traçando o logaritmo das concentrações de PON versus o logaritmo do D.O. e a linha de melhor ajuste pode ser determinada por análise de regressão. Este procedimento produzirá um ajuste adequado, mas menos exato, dos dados.

Se as amostras tiverem sido diluídas, a concentração lida a partir da curva padrão deve ser multiplicada pelo fator de diluição. A gama de deteção é de 31,25 mIU/ml-2000 mIU/ml.

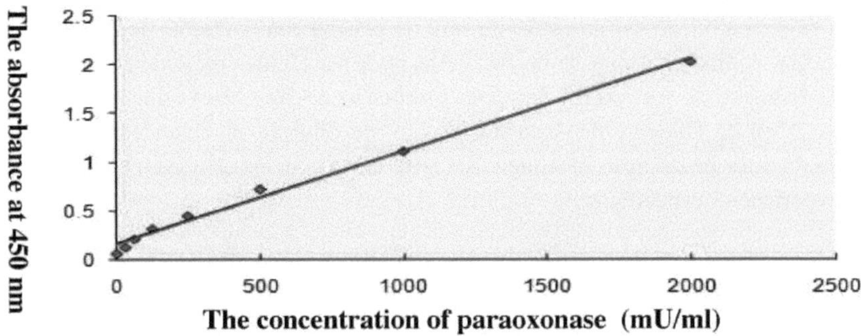

Fig. 2.6: Curva padrão de paraoxonase (PON) obtida por leitor Bio-ELISA ao comprimento de onda de 450 nm.

2.3.4.1 Preparação do reagente de mieloperoxidase humana (MPO):

1. **Anticorpo biotina (lx) -** (O frasco foi centrifugado antes de ser aberto): Foi necessária uma diluição de 100 vezes do anticorpo biotina. Uma diluição sugerida de 100 vezes foi 10 pl de anticorpo biotínico + 990 µl de diluente de anticorpo biotínico.
2. **HRP-avidina (lx)-** (O frasco foi centrifugado antes de ser aberto): Foi necessária uma diluição de 100 vezes da HRP-avidina. Uma diluição sugerida de 100 vezes é 10 µl de HRP-avidina + 990 µl de HRP-avidina Diluente.
3. **Tampão de lavagem(lx):** 20 ml de concentrado de tampão de lavagem (25 x) foram diluídos em água desionizada ou destilada para preparar 500 ml de tampão de lavagem (1 x).
4. **Padrão** : O frasco de padrão foi centrifugado a 6000-10000 rpm durante 30s. O padrão foi reconstituído com 1,0 ml de diluente de amostra. Esta reconstituição produziu uma solução-mãe de 400 ng/ml. O padrão foi misturado para garantir a reconstituição completa e deixou-se o padrão repousar durante um mínimo de 15 minutos com agitação suave antes

de efetuar as diluições. Pipetar 250 µl de diluente de amostra para cada tubo (S0-S6).

A solução-mãe foi utilizada para produzir uma série de diluições de 2 vezes (figura 2.7). Cada tubo foi bem misturado antes da transferência seguinte. O padrão não diluído foi utilizado como padrão elevado (400 ng/ml). O diluente da amostra foi utilizado como padrão zero (0 ng/ml).

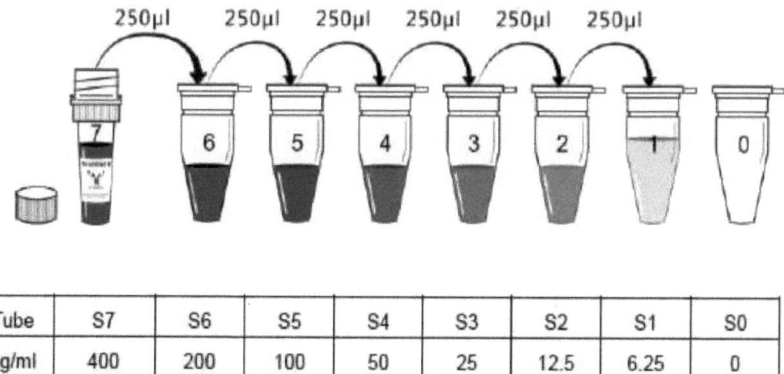

Tube	S7	S6	S5	S4	S3	S2	S1	S0
ng/ml	400	200	100	50	25	12.5	6.25	0

Fig.2.7: Preparação da diluição em série do padrão de mieloperoxidase (MPO) utilizando diluentes de amostra.

23.4.2 Procedimento de ensaio da mieloperoxidase humana (MPO):

1. Todos os reagentes e amostras foram levados à temperatura ambiente antes de serem utilizados.
2. Todos os reagentes, padrões de trabalho e amostras foram preparados.
3. Foram adicionados 100 µl de padrão e de amostra por poço. Cobriu-se com a tira adesiva fornecida e incubou-se durante 2 horas a 37°C.
4. O líquido de cada poço foi retirado, não lavar.
5. Adicionou-se 100 µl de anticorpo biotínico (1x) a cada poço. Em seguida, cobriu-se com uma nova tira adesiva e incubou-se durante 1 hora a 37°C. (O anticorpo Biotin(1x) pode parecer turvo. Aqueceu-se até à temperatura ambiente e misturou-se suavemente até a solução ficar uniforme.
6. A aspiração e a lavagem de cada poço foram repetidas duas vezes para um total de três lavagens com tampão de lavagem (200µl) utilizando uma garrafa de esguicho.
7. Adicionou-se 100 pl de HRP-avidina (1x) a cada poço. Em seguida, cobriu-se a placa de microtítulo com uma nova tira adesiva e incubou-se durante 1 hora a 37°C.
8. O processo de aspiração/lavagem foi repetido cinco vezes como na etapa 6.
9. Adicionou-se 90 µl de tetrametilbenzidina (TMB) a cada poço e incubou-se durante 15-30 minutos a 37°C.
10. Adicionou-se cinquenta [al de solução de paragem a cada poço, batendo suavemente na placa para garantir uma mistura completa.
11. Determinar a densidade ótica de cada alvéolo no prazo de 5 minutos, utilizando um leitor de microplacas regulado para 450 nm.

23.4.3 Cálculo dos resultados da mieloperoxidase humana (MPO):

Foi criada uma curva-padrão através da redução dos dados utilizando um programa informático capaz de gerar uma curva de ajuste logístico de quatro parâmetros (4-PL). Em alternativa, construir uma curva-padrão traçando a absorvância média de cada padrão no eixo dos x em função da concentração no eixo dos y e desenhar uma curva de melhor ajuste através dos pontos do gráfico. Os dados podem ser linearizados traçando o logaritmo das concentrações de MPO em relação ao logaritmo do D.O. e a linha de melhor ajuste pode ser determinada por análise de regressão. Este procedimento produzirá um ajuste adequado, mas menos preciso, dos dados.

Se as amostras tiverem sido diluídas, a concentração lida a partir da curva padrão deve ser multiplicada pelo fator de diluição. A gama de deteção é de 6,25ng/ml-400 ng/ml.

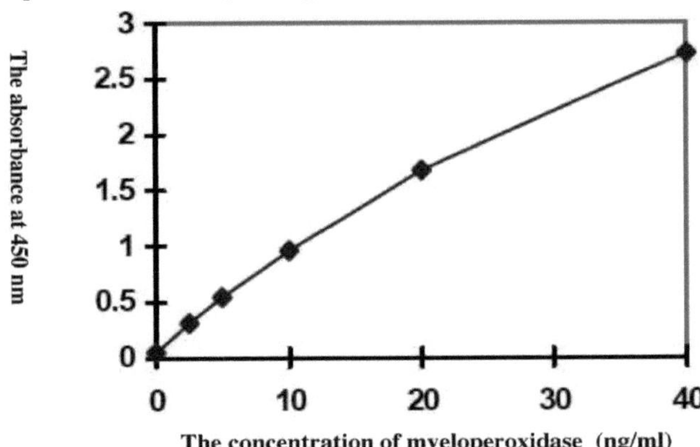

Fig. 2.8 : Curva padrão de mieloperoxidase (MPO) obtida pelo leitor BioELISA no comprimento de onda de 450 nm.

2.4 Análise estatística:

As análises estatísticas foram efectuadas utilizando o Statistical Package for the Social Sciences (SPSS) 16.0 for windows.lnc. Os dados foram expressos como média ± DP; o teste t emparelhado foi utilizado para comparar os valores médios dentro de cada grupo em momentos diferentes. O teste t independente foi utilizado para comparar os valores médios entre os doentes e os grupos de controlo. A curva caraterística de funcionamento do recetor (ROC) foi utilizada para determinar o valor de corte, a sensibilidade e a especificidade da MPO, LTB4, LTD4 e PON. O coeficiente de correlação de Pearson foi utilizado para estudar as associações entre duas variáveis contínuas dos parâmetros estudados. Em todos os testes, $P<0,05$ foi considerado o menor valor estatisticamente significativo **(Nelson, 2011).**

CAPÍTULO 3

3.1 Distribuição dos pacientes inscritos:

As caraterísticas das doentes pré-eclâmpticas inscritas, incluindo a idade, paridade, IMC, pressão sistólica, pressão diastólica e pressão arterial média, estão listadas na tabela (3.1). As médias da pressão arterial sistólica, diastólica e média (mmHg) nestas grávidas pré-eclâmpticas mostraram um aumento significativo ($P<0.001$) no período da terceira visita (29-40 semanas) e no período da segunda visita (21-28 semanas), em comparação com os valores médios correspondentes nas mulheres pré-eclâmpticas no período da primeira visita (16-20 semanas).

Tabela 3.1 : Caraterísticas das **27** pacientes pré-eclâmpticas (16-20 semanas, 21-28 semanas e 29-40 semanas) de gestação.

	First period 16-20 week	*Second period 21-28 week*	*Third period 29-40 week*
Variable	*Mean ± SD*	*Mean ± SD*	*Mean ± SD*
Age, (years)	28.93 ± 5.45	28.93 ± 5.45	28.93 ± 5.45
Parity	2.26 ± 1.23	2.26 ± 1.23	2.26 ± 1.23
Body mass index(kg/m^2)	24.26 ± 2.61	25.16 ± 2.15	27.31± 2.06
Systolic pressure(mmHg)	116.44 ± 6.57	151.16±7.45	152.24 ± 6.07
Diastolic pressure(mmHg)	75.26 ± 5.76	97.56 ± 6.33	98.04 ± 4.41
Mean arterial pressure(mmHg)	88.99 ± 5.04	108.05 ± 4.11	118.45 ± 4.13

3.2 Resultados das concentrações séricas de mieloperoxidase (MPO), leucotrieno B4 (LTB4), leucotrieno D4 (LTD4) e paraoxonase (PON) em doentes pré-eclâmpticas e não pré-eclâmpticas:

A comparação dos grupos através do teste t de student revelou uma elevação significativa ($p < 0,001$) das concentrações de MPO, LTD4 e LTB4 nas pacientes pré-eclâmpticas quando comparadas com as do grupo não pré-eclâmptico no período gestacional de 16-20 semanas. Por outro lado, houve uma diminuição significativa na concentração de PON em pacientes pré-eclâmpticos ($p < 0,001$) quando comparados com os do grupo não pré-eclâmptico no mesmo período gestacional (Tabela 3.2 e Fig. 1,2,3,4).

Tabela 3.2: Média ± desvio padrão (DP) dos níveis séricos de Mieloperoxidase (MPO), Leucotrieno B4 (LTB4), Leucotrieno D4 (LTD4) e Paraoxonase (PON) em pacientes pré-eclâmpticas e no grupo não pré-eclâmptico (16-20 semanas).

Parameter	*Subject*	*NO.*	*Mean ± SD*	*Range*	*P-value*
MPO	PE	27	26.79 ± 0.92	25.3-28.6	< 0.001
(ng/ml)	NON-PE	180	14.71 ± 2.37	11.2-20.7	
LTB4	PE	27	5.10 ± 0.54	3.6-5.7	< 0.001
(ng/ml)	NON-PE	180	3.41± 0.65	2.3-4.5	
LTD4	PE	27	114.63 ± 2.47	110-119	
(pg/ml)	NON-PE	180	86.67 ± 6.75	75-98	< 0.001
PON	PE	27	156.41 ± 6.59	147-171	< 0.001
(mlU/ml)	NON-PE	180	187.67 ± 10.35	169-211	

Nota: P-valor < 0,001 significa significativo

A comparação dos grupos através do teste t de student revelou uma elevação significativa (p < 0,001) das concentrações de MPO, LTD4 e LTB4 nas pacientes pré-eclâmpticas quando comparadas com as do grupo não pré-eclâmptico no período gestacional de 21-28 semanas. Por outro lado, houve uma diminuição significativa na concentração de PON em pacientes pré-eclâmpticos (p < 0,001) quando comparados com os do grupo não pré-eclâmptico no mesmo período gestacional (Tabela 3.3 e Fig. 1,2,3,4).

Tabela 3.3: Média ± desvio padrão (DP) dos níveis séricos de Mieloperoxidase (MPO), Leucotrieno B4 (LTB4), Leucotrieno D4 (LTD4) e Paraoxonase (PON) em pacientes pré-eclâmpticas e no grupo não pré-eclâmptico (21-28 semanas).

Parameter	*Subject*	*NO.*	*Mean ± SD*	*Range*	*P-value*
MPO	PE	27	31.39± 1.16	29.1-33.2	< 0.001
(ng/ml)	NON-PE	180	14.81 ± 2.71	11.1-21.1	
LTB4	PE	27	6.93 ± 0.77	5.6-8.9	< 0.001
(ng/ml)	NON-PE	180	3.45 ± 0.73	2.1-4.5	
LTD4	PE	27	122.22± 4.64	114-129	
(pg/ml)	NON-PE	180	87.70 ± 5.81	77-100	< 0.001
PON	PE	27	145.44 ± 6.59	137-159	< 0.001
(mlU/ml)	NON-PE	180	184.77± 9.14	169-209	

Nota: P-valor < 0,001 significa significativo

A comparação dos grupos pelo teste t de student revelou elevação significativa (p <

0,001) das concentrações de MPO, LTD4 e LTB4 nas pacientes pré-eclâmpticas quando comparadas com as do grupo não pré-eclâmptico no período gestacional de 29-40 semanas. Por outro lado, houve uma diminuição significativa na concentração de PON em pacientes pré-eclâmpticos ($p < 0,001$) quando comparados com os do grupo não pré-eclâmptico no mesmo período gestacional (Tabela 3.4 e Fig. 1,2,3,4).

Tabela 3.4: Média ± desvio padrão (DP) dos níveis séricos de Mieloperoxidase (MPO), Leucotrieno B4 (LTB4), Leucotrieno D4 (LTD4) e Paraoxonase (PON) em pacientes pré-eclâmpticas e no grupo não pré-eclâmptico (29-40 semanas).

Parameter	*Subject*	*NO.*	*Mean ± SD*	*Range*	*P-value*
MPO (ng/ml)	PE	27	36.27± 0.76	34.5-37.8	< 0.001
	NON-PE	180	14.90± 2.22	10.9-19.7	
LTB4 (ng/ml)	PE	27	9.11± 1.04	6.5-10.9	< 0.001
	NON-PE	180	3.57± 0.70	2.4-4.8	
LTD4 (pg/ml)	PE	27	133.04 ± 5.58	122-140	< 0.001
	NON-PE	180	88.19 ± 5.80	78-109	
PON (mlU/ml)	PE	27	134.52 ± 6.57	124-146	< 0.001
	NON-PE	180	181.13± 9.97	163-204	

Nota: P-valor < 0,001 significa significativo

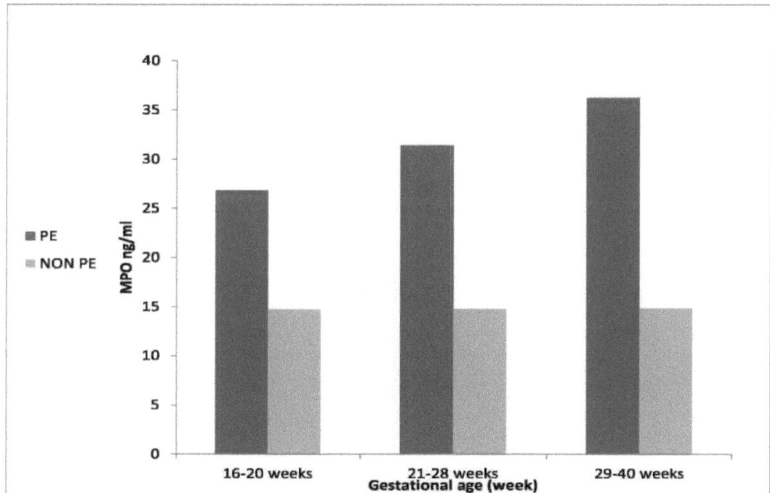

Fig. 3.1: Histograma que mostra o nível sérico de mieloperoxidase (MPO) em doentes pré-eclâmpticas e no grupo não pré-eclâmptico (16-20 semanas, 21-28 semanas, 29-40 semanas) do período gestacional.

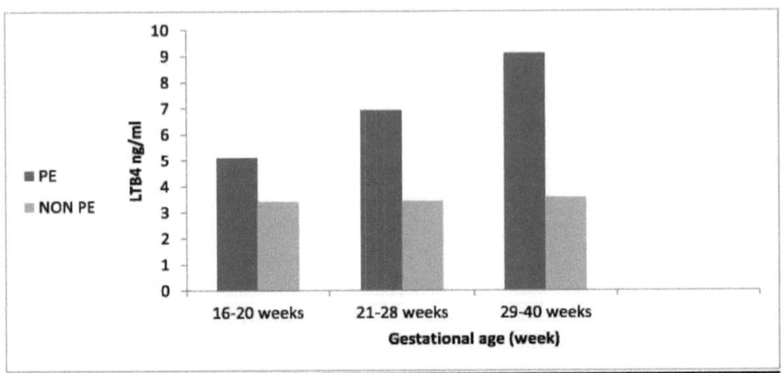

Fig. 3.2: Histograma que mostra o nível sérico de leucotrieno B4 (LTB4) em doentes pré-eclâmpticas e no grupo não pré-eclâmptico (16-20 semanas, 21-28 semanas, 29-40 semanas) do período gestacional.

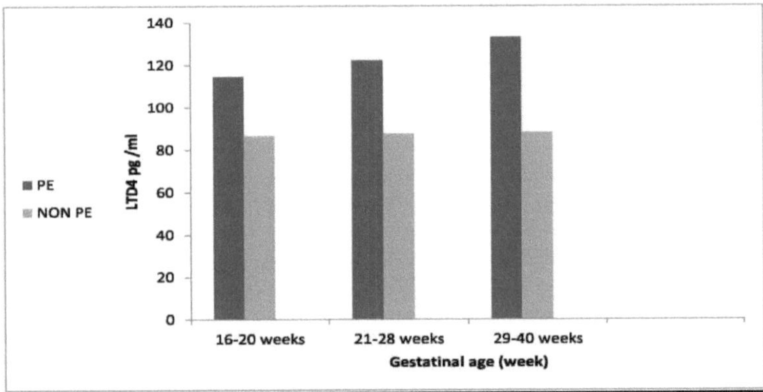

Fig.3.3: Histograma que mostra o nível sérico de leucotrienos (LTB4) em doentes pré-eclâmpticas e no grupo não pré-eclâmptico (16-20 semanas, 21-28 semanas, 29-40 semanas) do período gestacional.

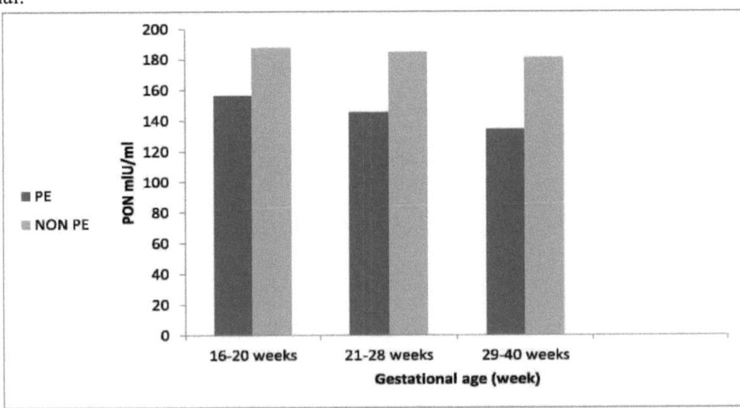

Fig. 3.4: Histograma que mostra o nível de paraoxonase sérica (PON-1) em doentes pré-eclâmpticas

e no grupo não pré-eclâmptico (16-20 semanas, 21-28 semanas, 29-40 semanas) do período gestacional.

3.3 Caraterística de funcionamento do recetor (ROC) da mieloperoxidase sérica (MPO), leucotrieno B4 (LTB4), leucotrieno D4 (LTD4) e paraoxonase (PON) em mulheres grávidas pré-eclâmpticas e não pré-eclâmpticas:

O valor de corte, a área sob a curva (AUC), a sensibilidade e a especificidade da MPO, LTB4, LTD4 e PON estão indicados na tabela 3.5. O valor de corte da MPO foi ≥23 ng/ml, enquanto o da LTB4, LTD4 e PON foi >4,35 ng/ml, >104 pg/ml e >168,5 mU/ml, respetivamente.

A sensibilidade do MPO, LTD4 e PON foi de 100% e de 93% para o LTB4. A especificidade e a área sob a curva (AUC) mais elevadas foram demonstradas pelo LTD4 (100% e 1, respetivamente), seguido pela MPO (98,3%, 0,989), LTB4 (96% e 0,969, por ordem) e PON (92,2% e 1, respetivamente). A comparação estatística revelou uma relação altamente significativa dos parâmetros acima referidos com o estado da doença (P <0,001).

Tabela 3.5: O valor de corte, a área sob a curva (AUC), a sensibilidade e a especificidade da mieloperoxidase (MPO), do leucotrieno LTB4, do leucotrieno D4 (LTD4) e da paraoxonase (PON) nas **207** grávidas.

	MPO (ng/ml)	*LTB4 (ng/ml)*	*LTD4 (pg/ml)*	*PON (mU/ml)*
Cut off value	**≥23**	**≥4.35**	**≥104**	**≥168.5**
AUC	**0.989**	**0.969**	**1**	**1**
Sensitivity	**100%**	**93%**	**100%**	**100%**
Specificity	**98.30%**	**96%**	**100%**	**92.2%**
P-value	**<0.001**	**<0.001**	**<0.001**	**<0.001**

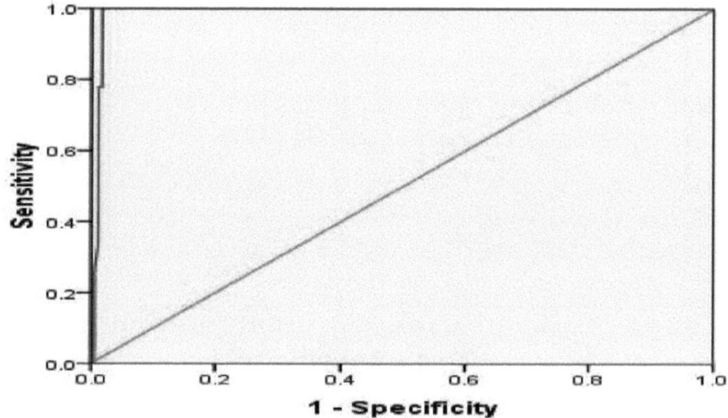

Fig.3.5: Curva ROC (Receiver Operator Characteristic) da mieloperoxidase (MPO).

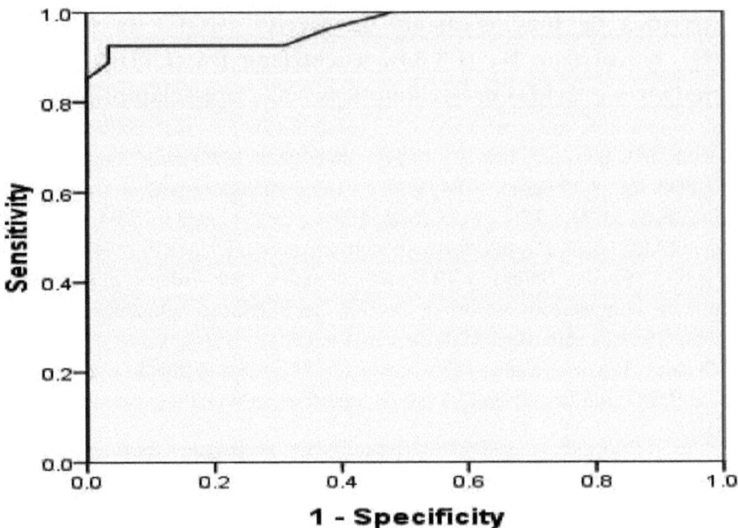

Fig.3.6: Curva ROC (Receiver Operator Characteristic) do leucotrieno B4 (LTB4).

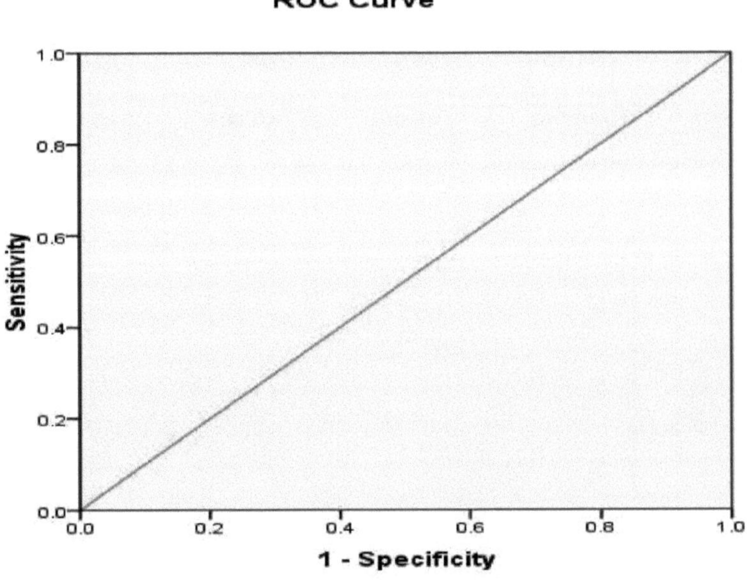

Fig.3.7: Curva ROC (Receiver Operator Characteristic) do Leucotrieno D4 (LTD4).

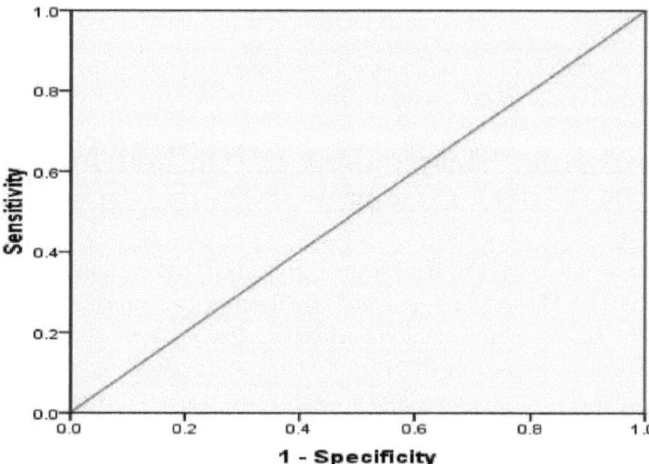

Fig.3.8: Curva ROC (Receiver Operator Characteristic) da paraoxonase (PON).

3.4 Avaliação seriada de mieloperoxidase sérica (MPO), leucotrieno B4 (LTB4), leucotrieno D4 (LTD4) e paraoxonase (PON) em pacientes pré-eclâmpticas:

Vinte e sete doentes com PE foram acompanhadas (às 16-20 semanas, 21-28 semanas e 29-40 semanas de gestação) para avaliação em série dos níveis séricos de MPO, PON, LTD4 e LTB4. Como se mostra na tabela 3.6, existem diferenças significativas nas concentrações de MPO, LTB4, LTD4 e PON em doentes com PE observadas às 29-40 semanas de gestação e ($p<0,001$) e naquelas às 21-28 semanas quando comparadas com os níveis séricos de MPO, LTB4, LTD4 e PON no período gestacional de 16-20 semanas nas doentes pré-eclâmpticas.

Tabela 3.6: Média ± **DP dos** níveis séricos de mieloperoxidase (MPO), leucotrieno LTB4, leucotrieno D4 (LTD4) e paraoxonase (PON) em pacientes pré-eclâmpticas nos períodos gestacionais de 16-20, 21-28 e 29-40 semanas.

	16-20 week	*21-28 week*	*29-40week*
MPO ng/ml	26.79 ± 0.92	31.39± 1.16 a***	36.27± 0.76 a*** b**
LTB4 ng/ml	5.10 ± 0.54	6.93 ± 0.77 a*	9.11± 1.04 a*** b*
LTD4 Pg/ml	114.63 ± 2.47	122.22± 4.64 a***	133.04 ± 5.58 a*** b***

PON mlU/ml	156.41 ± 6.59	145.44 ± 6.59 a*	134.52 ± 6.57 a*** b*

B Entre 16-20 semanas VS 21-28 semanas e 29-40 semanas Teste t: *p< 0,05, ***p< 0,001

[b] Entre 21-28 semanas VS 29-40 semanas Teste t: *p< 0,05, **p< 0,01, ***p< 0,001

3.5 Níveis séricos de Mieloperoxidase (MPO)3 Leucotrieno B4 (LTB4), Leucotrieno D4 (LTD4) e Paraoxonase (PON) em relação à gravidade da pré-eclâmpsia:

Verificou-se uma elevação significativa (p < 0,001) nas concentrações médias ± DP de MPO (p < 0,001), LTD4 e LTB4 (p < 0,05) em doentes com pré-eclâmpsia grave, quando comparadas com as do grupo com pré-eclâmpsia ligeira, bem como uma diminuição significativa nas concentrações de PON (p < 0,001) em doentes com pré-eclâmpsia grave, quando comparadas com as do grupo com pré-eclâmpsia ligeira (Tabela 3.7).

Tabela 3.7: Média ± DP dos níveis séricos de mieloperoxidase (MPO), leucotrieno LTB4, leucotrieno D4 (LTD4) e paraoxonase (PON) nos grupos de pré-eclâmpsia grave e ligeira.

Parameter	*Subject*	*NO.*	*Mean ± SD*	*P-value*
MPO (ng/ml)	Mild	53	33.12 ± 1.32	< 0.001
	Severe	30	36.08 ± 2.55	
LTB4 (ng/ml)	Mild	53	6.43 ± 1.64	< 0.05
	Severe	30	8.88 ± 1.85	
LTD4 (pg/ml)	Mild	53	133.51± 2.67	< 0.05
	Severe	30	138.08 ± 0.63	
PON (mlU/ml)	Mild	53	132.84 ± 3.64	< 0.001
	Severe	30	124.61± 2.12	

3.6 O Efeito da Idade Materna nos Níveis de Mieloperoxidase (MPO) , Leucotrieno B4 (LTB4) , Leucotrieno D4 (LTD4) e Paraoxonase (PON) em Pacientes Pré-eclâmpticas e Pacientes Não Pré-eclâmpticas :

A Tabela 3.8 revela a análise de regressão linear dos níveis de MPO, LTB4, LTD4 e PON com as idades do grupo pré-eclâmptico e do grupo não pré-eclâmptico.

Não foram observadas correlações significativas para os níveis de MPO, LTB4, LTD4 e PON com as idades do grupo pré-eclâmptico e do grupo não pré-eclâmptico.

Tabela 3.8: Análise de regressão linear dos níveis de mieloperoxidase (MPO), leucotrieno LTB4, leucotrieno D4 (LTD4) e paraoxonase (PON) com as idades dos grupos pré-eclâmpsia e não pré-eclâmpsia.

	Preeclamptic		*Non-Preeclamptic*	
Parameter	*r*	*P*	*R*	*P*
MPO(ng/ml)	0.07	N.S	0.06	N.S
LTB4(ng/ml)	0.17	N.S	0.04	N.S
LTD4(pg/ml)	0.09	N.S	0.13	N.S
PON(mIU/ml)	- 0.06	N.S	- 0.17	N.S

3.7 A influência do índice de massa corporal nos níveis séricos de mieloperoxidase (MPO), leucotrieno B4 (LTB4), leucotrieno D4 (LTD4) e paraoxonase (PON) em doentes pré-eclâmpticas e em doentes não pré-eclâmpticas:

A Tabela 3.9 revela a análise de regressão linear dos níveis de MPO, LTB4, LTD4 e PON com o IMC do grupo pré-eclâmptico e do grupo não pré-eclâmptico.

Não foram observadas correlações significativas para os níveis de MPO, LTB4, LTD4 e PON com o IMC do grupo pré-eclâmptico e do grupo não pré-eclâmptico.

Tabela 3.9: Análise de regressão linear dos níveis de mieloperoxidase (MPO), leucotrieno LTB4 , leucotrieno D4 (LTD4) e paraoxonase (PON) com o IMC dos grupos pré-eclâmpsia e não pré-eclâmpsia.

	Preeclamptic		*Non-Preeclamptic*	
Parameter	*R*	*P*	*R*	*P*
MPO(ng/ml)	0.09	N.S	0.08	N.S
LTB4(ng/ml)	0.05	N.S	0.08	N.S
LTD4(pg/ml)	0.03	N.S	0.11	N.S
PON(mIU/ml)	- 0.04	N.S	- 0.18	N.S

3.8 O efeito da paridade nos níveis séricos de mieloperoxidase (MPO), leucotrieno B4 (LTB4), leucotrieno D4 (LTD4) e paraoxonase (PON) em pacientes

pré-eclâmpticas e pacientes não pré-eclâmpticas:

A Tabela 3.10 revela a análise de regressão linear dos níveis de MPO, LTB4, LTD4 e PON com a paridade do grupo pré-eclâmptico e não pré-eclâmptico.

Não foram observadas correlações significativas para os níveis de MPO, LTB4, LTD4 e PON com a paridade do grupo pré-eclâmptico e não pré-eclâmptico.

Tabela 3.10: Análise de regressão linear dos níveis de mieloperoxidase (MPO), leucotrieno LTB4 , leucotrieno D4 (LTD4) e paraoxonase (PON) com a paridade dos grupos pré-eclâmpsia e não pré-eclâmpsia.

	Preeclamptic		*Non-Preeclamptic*	
Parameter	*r*	*P*	*R*	*P*
MPO(ng/ml)	0.06	N.S	0.03	N.S
LTB4(ng/ml)	0.25	N.S	0.12	N.S
LTD4(pg/ml)	0.16	N.S	0.13	N.S
PON(mlU/ml)	- 0.13	N.S	- 0.22	N.S

3.9 O impacto da pressão arterial média (PAM) nos níveis de mieloperoxidase (MPO), leucotrienoB4 (LTB4), leucotrienoD4 (LTD4) e paraoxonase (PON) em doentes pré-eclâmpticas e em doentes não pré-eclâmpticas :

A análise de regressão linear foi utilizada para examinar a relação dos níveis de MPO, LTB4, LTD4 e PON com a PAM do grupo pré-eclâmptico e do grupo não pré-eclâmptico. Foram observadas correlações positivas altamente significativas para os níveis de MPO e LTB4 (P<0,001) e foram registadas correlações negativas significativas para o nível de PON com a PAM do grupo pré-eclâmptico (P<0,05).

Também houve correlações significativas dos níveis de LTD4 com a PAM no grupo pré-eclâmptico (P <0,05).

Pelo contrário, não houve relação significativa entre a PAM e qualquer MPO, LTB4, LTD4 e PON no grupo não pré-eclâmptico (Tabela 3.11 e Fig. 3.9, 3.10, 3.11 e 3.12).

Tabela 3.11: Análise de regressão linear dos níveis de mieloperoxidase (MPO), leucotrieno LTB4 , leucotrieno D4 (LTD4) e paraoxonase (PON) com a PAM de doentes pré-eclâmpticas e do grupo não pré-eclâmptico.

	Preeclamptic		*Non-Preeclamptic*	
Parameter	*r*	*P*	*R*	*P*
MPO(ng/ml)	0.36	< 0.001	0.03	N.S

LTB4(ng/ml)	0.43	< 0.001	0.11	N.S
LTD4(pg/ml)	0.34	< 0.05	0.07	N.S
PON(mlU/ml)	- 0.34	< 0.05	- 0.07	N.S

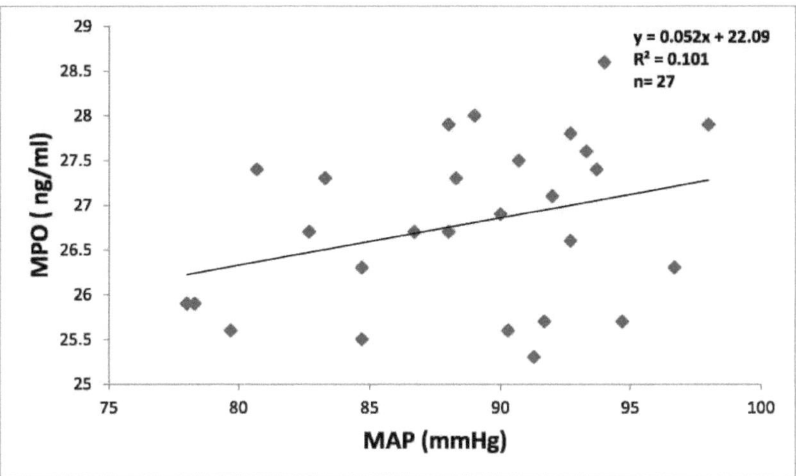

Fig.3.9: A correlação da PAM com a MPO em doentes pré-eclâmpticos.

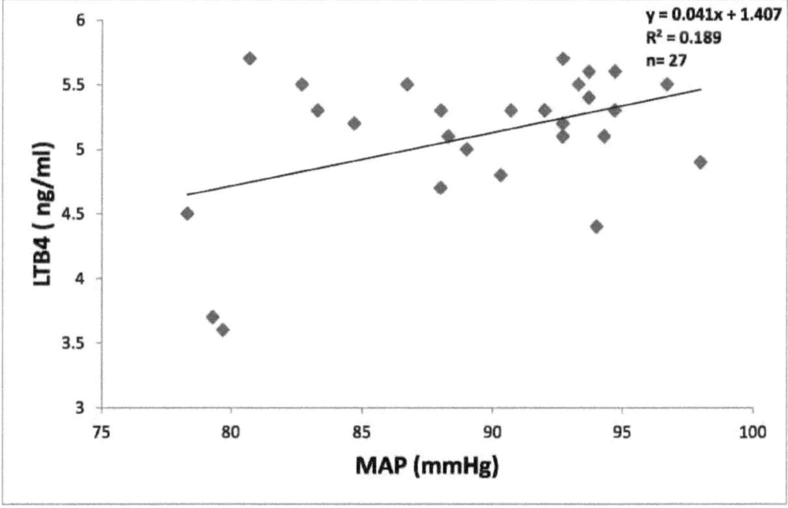

Fig.3.10: A correlação da PAM com o LTB4 em doentes pré-eclâmpticas.

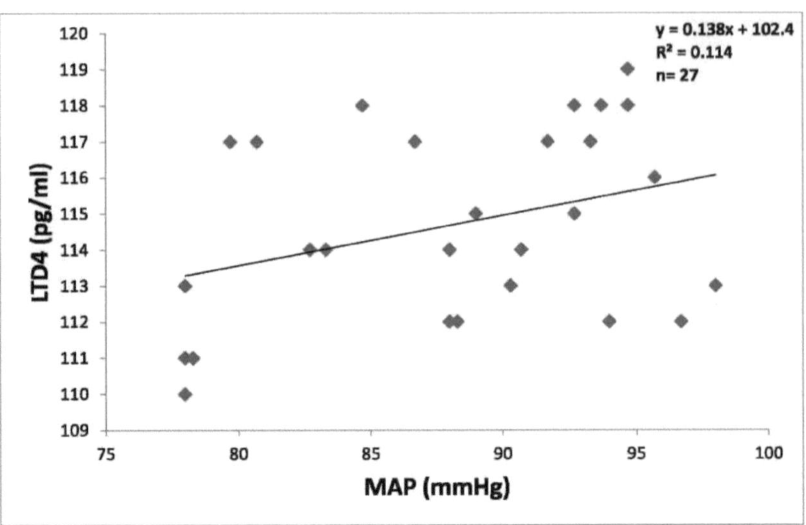

Fig.3.11: A correlação da PAM com o LTD4 em doentes pré-eclâmpticas.

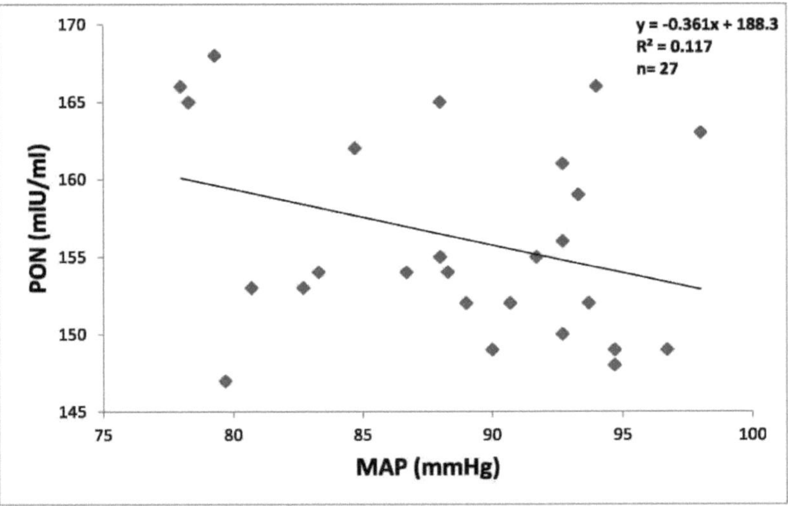

Fig.3.12: A correlação da PAM com a NPO em doentes pré-eclâmpticos.

3.10 Correlação da Mieloperoxidase (MPO), LeucotrienoB4 (LTB4), LeucotrienoD4 (LTD4) e Paraoxonase (PON) em doentes pré-eclâmpticas:

A análise de correlação indicou uma correlação positiva significativa entre a MPO e os LTB4 e LTD4 ($P<0,001$) e a correlação de LTD4 com LTB4 ($P<0,001$). Também se registou uma correlação negativa significativa da PON com a MPO ($P<0,001$), LTB4 ($P<0,001$) e LTD4 ($P<0,05$) em doentes pré-eclâmpticas (Tabela 3.12 e Fig. 3.13, 3.14, 3.15, 3.16, 3.17 e 3.18).

Tabela 3.12: Correlação de MPO, LTB4, LTD4 e PON em doentes pré-eclâmpticas.

	Patient	
Correlation	*r*	*P*
MPO & PON	*-0.38*	*<0.001*
MPO & LTD4	*0.37*	*<0.001*
MPO & LTB4	*0.45*	*<0.001*
LTD4 & PON	*-0.34*	*<0.05*
LTD4 & LTB4	*0.53*	*<0.001*
LTB4 & PON	*-0.44*	*<0.001*

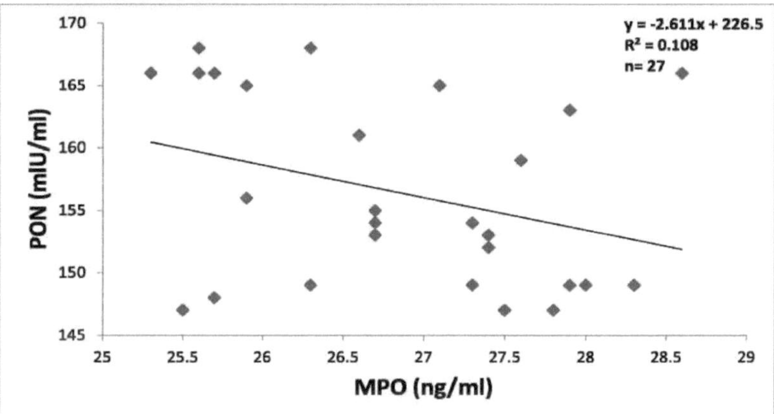

Fig.3.13: Correlação da MPO com a PON em doentes pré-eclâmpticos.

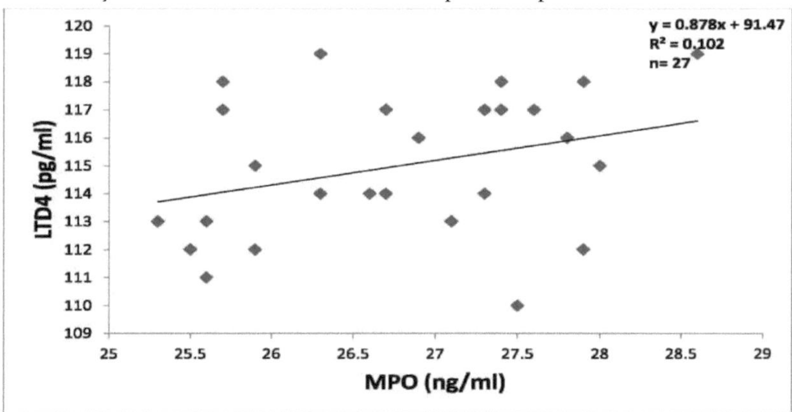

Fig. 3.14: A correlação da MPO com LTD4 em doentes pré-eclâmpticos.

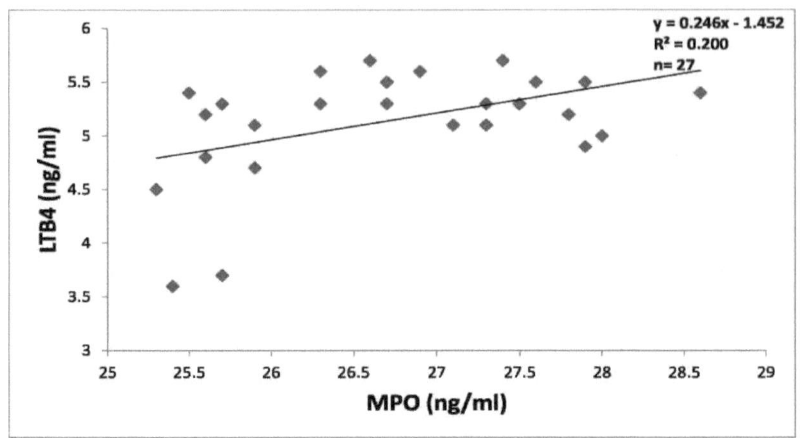

Fig.3.15: A correlação da MPO com LTB4 em doentes pré-eclâmpticos.

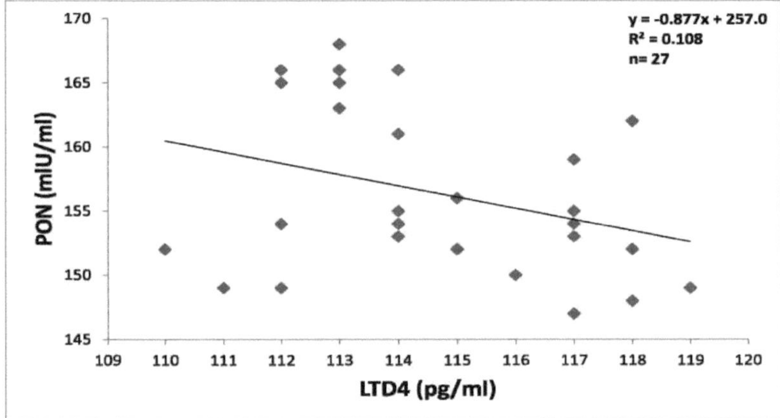

Fig.3.16 : A correlação do LTD4 com a NPO em doentes pré-eclâmpticos.

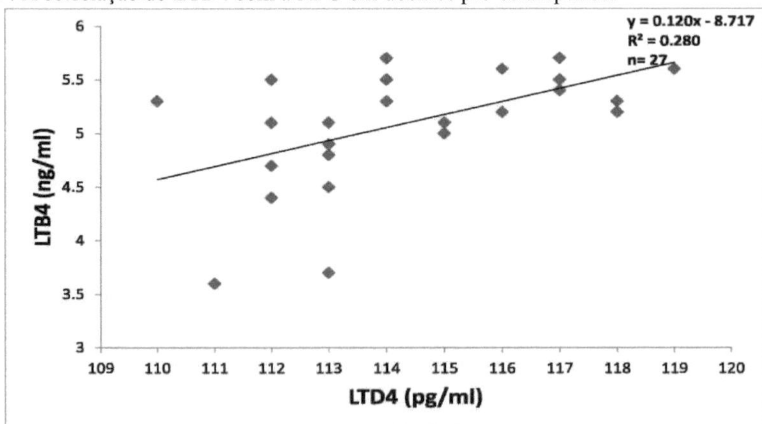

Fig. 3.17: A correlação de LTD4 com LTB4 em doentes pré-eclâmpticos.

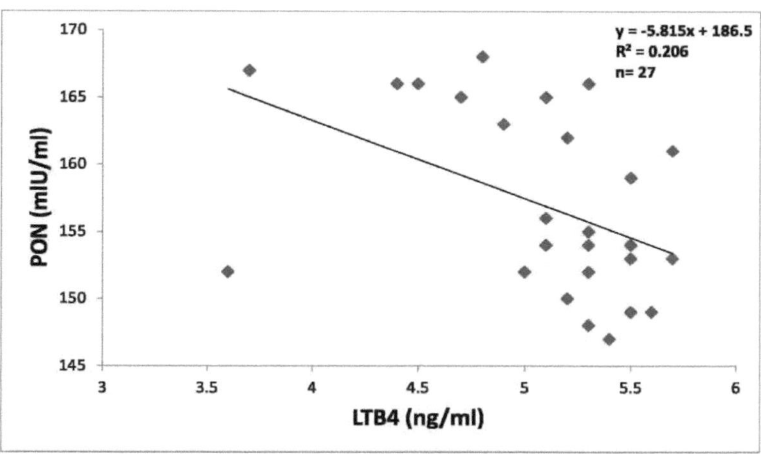

Fig. 3.18: Correlação da LTB4 com a NPO em doentes pré-eclâmpticas.

CAPÍTULO 4

4. Discussão:

A pré-eclâmpsia continua a ser uma causa importante de morbilidade e mortalidade materna a nível mundial. A causa da doença hipertensiva ainda não é clara; inclui anomalias imunológicas, genéticas, ambientais e placentárias. O resultado final de todos estes factores é a disfunção endotelial, caraterística da pré-eclâmpsia (Ozkan ***et al.*, 2009**).

O endotélio vascular desempenha um papel importante na regulação do tónus vascular, da coagulação, da fibrinólise e da resposta inflamatória a estímulos internos e externos, tendo sido registadas diferenças significativas na morfologia endotelial entre as artérias de mulheres grávidas normais e as de mulheres com pré-eclâmpsia (Wang, **2012**).

Quando os resultados das concentrações de MPO, LTD4. LTB4 e PON-1 dos doentes foram comparados com os do grupo de controlo, os níveis de atividade mais elevados do grupo de controlo foram 20,7 ng/ml, 98 pg/ml, 4,5 ng/ml e 169 mlU/ml, respetivamente, e os valores de atividade mais baixos das concentrações de MPO, LTD4, LTB4 e PON-1 no grupo de doentes foram 25,3 ng/ml, 110 pg/ml, 3,6ng/ml e 171 mlU/ml, respetivamente. Assim, é evidente que apenas os valores de MPO e LTD4 dos doentes e do grupo de controlo não se sobrepõem, ao contrário do que acontece com LTB4 e PON-1. Estas evidências sugerem a utilização de medições das concentrações de MPO e LTD4 como parâmetros adicionais na gestão e previsão da EP. Podemos sugerir um valor de corte para a MPO e LTD4 após mais investigações.

Os resultados de especificidade e sensibilidade dos marcadores séricos MPO, LD4, , PON e LTB4 foram relatados pela primeira vez neste estudo. Verificámos que a sensibilidade destes marcadores nos grupos estudados foi de 100%, com a especificidade mais elevada exibida pelo LTD4 nestes doentes. A revisão da literatura não revelou estudos anteriores sobre a especificidade e sensibilidade destes marcadores em doentes com PE.

Não foram observadas correlações significativas para os níveis séricos de MPO, LTD4, LTB4 e PON-1 com as idades dos doentes e do grupo de controlo. Esses resultados estão de acordo com **Schwartz (2009)**, que constatou que não houve alterações significativas na MPO sérica em relação à idade materna. Os resultados actuais indicam que as alterações dos marcadores inflamatórios na PE são independentes da idade das doentes. As razões parecem não ser claras e poderão ser necessárias mais investigações para as explicar.

Não foram observadas correlações significativas para os níveis séricos de MPO, LTD4, LTB4 e PON-1 com o IMC em doentes grávidas pré-eclâmpticas e no grupo de controlo. Estes resultados estão de acordo com **Wolf (2001)**, que verificou que a obesidade não estava associada a concentrações mais elevadas de leucotrienos, MPO e PON em indivíduos com PE ou no grupo de controlo.

A diferença não significativa encontrada na MPO, LTB4 e LTD4 com os valores de IMC durante a gravidez e PE no presente estudo pode ser o resultado da resposta inflamatória generalizada na gravidez, caracterizada pela ativação do sistema imunitário inato (Tipo 1) e supressão do sistema imunitário adaptativo (Tipo 2) (**Sazina,** 2005).As citocinas do Tipo 1, incluindo o leucotrieno e a MPO, que estão aumentadas no PE, podem superar qualquer efeito adicional da obesidade. As proporções relativas e não os níveis absolutos de citocinas podem levar a um maior efeito da EP do que da obesidade na concentração de MPO (Djurovic, **2011**).

A origem da PON é importante porque a PON na gravidez pode ser derivada do tecido adiposo (e a massa adiposa pode ser diferente em mulheres com IMC semelhante), da placenta e dos linfócitos circulantes. Também a MPO é derivada de macrófagos, linfócitos, células endoteliais vasculares, células do trofoblasto e da placenta. Por conseguinte, o tecido adiposo em doentes obesos não pode ser considerado uma fonte única de PON e MPO. Assim, o estado inflamatório mais elevado das mulheres com PE não reflecte apenas um IMC mais elevado **(Luppi, 2012).**

Foram observadas correlações positivas significativas para o nível de MPO, LTD4, LTB4 e PON-1 com a pressão arterial média (PAM) das doentes, não tendo sido possível obter correlações significativas no grupo de grávidas saudáveis. Estes resultados estão de acordo com os relatados por **Shakow** *w* **aZ.(2010)**, que constatou que, em mulheres grávidas hipertensas, há uma libertação de factores placentários que iniciam uma cascata de eventos celulares e moleculares que conduzem à disfunção das células endoteliais e do músculo liso vascular e, consequentemente, ao aumento da resistência vascular e da pressão arterial.

Foi registada uma correlação positiva entre os níveis séricos de LTD4 e a pressão arterial diastólica e sistólica na PE. A disfunção endotelial da PE tem sido associada a uma resposta inflamatória materna exagerada à gravidez. Foi levantada a hipótese de que a hipóxia placentária resultante da insuficiência arterial uteroplacentária amplifica a libertação de estímulos inflamatórios na circulação materna **(Carreras** ***et al.*****, 2008).**

A elevação dos níveis séricos de LTB4 e LTD4 nas mulheres pré-eclâmpticas pode explicar o aumento da pressão arterial, uma vez que tem um efeito inibidor sobre o óxido nítrico e uma ação estimuladora sobre a endotelina-1 e as prostaglandinas. **Carreras eZ** ***as.*** **(2008)** demonstraram que a MPO pode induzir disfunção endotelial e lesão da ultraestrutura da placenta e do endotélio vascular umbilical. Esta lesão pode desempenhar um papel na patogénese da hipertensão induzida pela gravidez.

Foram observadas alterações significativas no nível de MPO, LTD4, LTB4 e PON-1 nos doentes com pré-eclâmpsia grave quando comparados com os doentes com pré-eclâmpsia ligeira. Esses resultados estão de acordo com os relatados por **Mehdi et al. (2013)** e **Demir et al. (2011), que relataram** que o grupo com pré-eclâmpsia grave tinha concentrações mais altas de MPO, LTB4 e LTD4 em comparação com a pré-eclâmpsia leve. Esta observação é de considerável importância, porque os marcadores inflamatórios (LTB4 e LTD4) têm um padrão distinto de regulação e são rapidamente induzidos por condições pró-ateroscleróticas **(Ley e Huo, 2001).** A elevação dos marcadores inflamatórios na pré-eclâmpsia grave, mais do que na pré-eclâmpsia ligeira, é evidenciada pela ativação/disfunção das células endoteliais e pode ser útil para prever a gravidade da pré-eclâmpsia. A ativação precoce das células endoteliais, plaquetas e leucócitos parece estar presente em doentes com pré-eclâmpsia, especialmente naquelas que desenvolvem pré-eclâmpsia grave **(Chavarria** ***et al.*** **2008).**

As concentrações de PON estavam diminuídas na circulação de doentes com pré-eclâmpsia grave em comparação com mulheres com PE ligeira. Um estudo anterior **(Hubei** ***et al.*** **1996)** verificou que a atividade sérica da PON 1 estava diminuída em mulheres com pré-eclâmpsia grave, e os autores sugeriram que a diminuição da atividade da PON1 pode estar relacionada com danos no fígado. As lipoproteínas séricas contendo ApoB aumentam nas gravidezes em geral. O grupo de estudo tinha níveis séricos de lipoproteínas contendo ApoB semelhantes aos encontrados nos controlos, e é possível que a diminuição da atividade da PON1 possa ajudar a manter os níveis de lipoproteínas contendo ApoB dentro dos limites normais devido à diminuição da sua atividade antioxidante (Rosing ***et al.* 1989).**

Foi demonstrado que os níveis séricos de MPO aumentam com a idade gestacional nos doentes com pré-eclâmpsia. Este resultado está de acordo com os relatados por **Gandley *et al.* (2011)**, que mostraram que os níveis de MPO estavam significativamente elevados em mulheres com PE quando comparados com amostras sem pré-eclâmpsia.

Os níveis séricos de MPO em doentes com pré-eclampsia contribuíram para os danos oxidativos registados no endotélio de mulheres com pré-eclampsia. A MPO pode ficar sequestrada no espaço subendotelial através de um processo de transcitose endotelial, resultando na acumulação de MPO na matriz das células endoteliais. Aí pode ser uma fonte potente de espécies reactivas de oxigénio e azoto. Pelo contrário, **Baldus cZ "Z. (2013)** não encontrou diferenças significativas nos níveis séricos basais de MPO entre os doentes com PE e os doentes sem PE.

A gravidez foi associada a uma resposta inflamatória sistémica e, na gravidez, os neutrófilos exibem marcadores de ativação. Foi observada uma atividade significativamente mais elevada da MPO no grupo pré-eclâmptico. Foi também afirmado que a expressão da MPO pode ser um indicador fácil e útil do estado da gravidez. O aumento da atividade da MPO em mulheres grávidas e pré-eclâmpticas saudáveis pode representar um compromisso para diminuir os níveis potencialmente perigosos de oxidantes que poderiam ser produzidos por um leucócito totalmente ativado. Os mastócitos desempenham um papel fundamental nas reacções alérgicas e aumentam em número em condições inflamatórias. A triptase extracelular, quando presente, pode ser um marcador da ativação dos mastócitos na doença **(Schwartz, 2009).** A observação do aumento da atividade da MPO no grupo pré-eclâmptico pode ser explicada pelo facto de a MPO inibir a triptase dos mastócitos humanos de uma forma dependente do tempo. É a conformação proteica nativa da MPO e não a sua atividade enzimática que é responsável pela inibição da triptase (**Cregar *et al.*, 2005).**

No presente estudo, a MPO tem uma correlação negativa com a PON e uma correlação positiva com os leucotrienos, o que está de acordo com **(Ebru *et al.*, 2011)**, que demonstraram que a MPO participa nos mecanismos fisiológicos e é normalmente expressa na gravidez.

A pré-eclâmpsia é proposta como uma doença em duas fases: a perfusão placentária reduzida resulta normalmente numa implantação anormal e numa doença materna caracterizada por disfunção endotelial e subsequentes alterações fisiopatológicas. A perfusão reduzida e a implantação anormal podem ser observadas no atraso do crescimento intrauterino (RCIU) ou no trabalho de parto pré-termo sem a síndrome materna. Isto leva à hipótese de que a perfusão placentária reduzida deve interagir com factores constitucionais maternos, especialmente algumas disfunções imuno-genéticas, para gerar a fisiopatologia sistémica da pré-eclampsia (Roberts **e Hubei, 1999).** O stress oxidativo secundário à redução da perfusão placentária conduz à disfunção endotelial. A MPO é uma enzima oxidativa e pode ligar as duas fases da pré-eclâmpsia. A gravidez está associada a um estado inflamatório e as alterações inflamatórias com ativação dos neutrófilos são exacerbadas na pré-eclâmpsia **(Holthe *A* uZ., 2005)**. Os leucócitos activados, tanto os monócitos como os granulócitos, que exprimem a enzima MPO, geram um excesso de espécies reactivas de oxigénio, o que resulta em stress oxidativo **(Holthe eZuZ., 2009).**

A MPO é uma enzima oxidativa que é abundantemente expressa nos grânulos azurófilos dos neutrófilos e, em menor grau, nos monócitos. A MPO reage com H2O2. O complexo MPO-H2O2 forma HOCl, OCl e Cl2 . O HOCl é o oxidante potente nos neutrófilos activos. A toxicidade do H2O2 aumenta depois de reagir com a MPO. Outro efeito potencialmente importante da atividade da MPO é o consumo de óxido nítrico e a indução de disfunção endotelial **(Malle *et al.*, 2007).**

A MPO actua como um sumidouro catalítico do óxido nítrico, prejudica a vasodilatação dependente do óxido nítrico e diminui a biodisponibilidade do óxido nítrico nas células em cultura **(Abu-Soud eZ *aS.e* 2011).** Os níveis séricos de MPO servem como um preditor forte e independente de disfunção endotelial em seres humanos. Concluíram que a disfunção endotelial mediada pela MPO pode ser um elo mecanicista importante entre a oxidação-inflamação, que tem um papel importante na etiopatogénese da pré-eclampsia e das doenças cardiovasculares. **Bowen eZ "Z.(2010)** referiram que a concentração sérica de MPO não se alterou na pré-eclampsia e na eclampsia em comparação com a gravidez normal. **Gandley *et* "Z.(2011)** demonstraram que os níveis de MPO estavam significativamente aumentados na circulação de mulheres com pré-eclâmpsia. **Kim *et* "Z.(2005)** realizaram um estudo na população coreana para determinar se a variabilidade genética nas enzimas relacionadas com o stress oxidativo contribui para as diferenças individuais de suscetibilidade à pré-eclâmpsia.

No presente estudo, os resultados indicaram que o nível sérico de PON-1 foi significativamente reduzido no grupo pré-eclâmptico em comparação com o grupo não pré-eclâmptico. Este resultado é consistente com os de **Ghassan (2013)**, que mostrou que os níveis de PON estavam significativamente diminuídos nos soros de mulheres com PE quando comparadas com as que não tinham pré-eclâmpsia.

A PON1 é uma enzima antioxidante localizada nas HDL que protege o tecido vascular dos danos oxidativos, protegendo as lipoproteínas de baixa densidade e as HDL da oxidação e é responsável pela atividade antioxidante das HDL. Esta proteção está provavelmente relacionada com a capacidade da paraoxonase para hidrolisar alguns fosfolípidos oxidados e/ou hidroperóxidos de linoleato de colesterilo. Verificou-se que a atividade sérica da PON estava reduzida numa série de condições patológicas, incluindo enfarte do miocárdio, diabetes e complicações da gravidez, incluindo EP **(Watson *etal.* 1999).**

Foi sugerido que um desequilíbrio oxidante/antioxidante está associado ao insucesso da gravidez. O aumento do stress oxidativo pode alterar a vasculatura placentária, o equilíbrio prostaciclina-tromboxano e culminar em PE . A diminuição da atividade da PON1 pode desempenhar um papel importante na patogénese da deteção precoce da PE através de uma maior suscetibilidade à peroxidação lipídica **(Harun e Hakan, 2009). Muge eZ *al.* (2003)** concluíram que os doentes com mola hidatiforme completa estão expostos ao stress oxidativo, que pode ter um papel na patogénese da doença. As actividades séricas da paraoxonase e da arilestrase diminuem na pré-eclâmpsia, e esta situação pode estar associada a um aumento da LOOH nestas doentes. **Emre e Zehra (2011)** relataram também uma atividade mais baixa da PON na gravidez normal e **Harun *et. al.* (2009)** relataram uma atividade mais baixa da PON em casos de falha da gravidez.

A PON1 tem propriedades antiaterogénicas e anti-inflamatórias, resultantes da sua capacidade de destruir fosfolípidos modificados e de impedir a acumulação de lípidos oxidados nas lipoproteínas. As partículas de LDL podem ser protegidas da oxidação induzida por radicais livres por uma enzima ligada ao HDL, a PON1. A arilesterase (AE), uma das actividades enzimáticas da PON1, é conhecida por desempenhar um papel protetor contra a peroxidação das LDL e de outras lipoproteínas (Olivero-David **e Schultz-Moreira, 2011).**

A diminuição da atividade sérica da PON1 nos doentes com PE pode contribuir para a resistência à insulina e para a doença cardíaca aterosclerótica e/ou para a inativação da própria enzima devido ao stress oxidativo, ao hiperandrogenismo e à glicação não enzimática. Além disso, a diminuição da atividade da PON1 pode ser o resultado de uma modificação estrutural da Apo A-I, uma vez que a Apo A-I é necessária para estabilizar a estrutura da PON1 e manter a sua atividade. No entanto, em condições de stress oxidativo, a PON1 pode ser oxidada ou sofrer nitração, quando exposta ao peroxinitrito (ONOO-), o que leva à modificação estrutural e funcional da Apo A-1 **(Wojcicka *et al.*, 2010).**

A atividade da PON1 no soro é afetada pelo stress oxidativo. A atividade da PON1 é inibida por espécies reactivas de oxigénio e, além disso, a expressão sérica da PON1 é regulada em baixa pelo stress oxidativo, o que pode explicar a correlação negativa entre a PON1 e a MPO, LTB4 e LTD4 na PE **(Rozenberg e Aviram, 2006).**

No presente estudo, os níveis de LTB4 e LTD4 estavam aumentados em doentes pré-eclâmpticas quando comparados com o grupo não pré-eclâmptico. Esse achado foi consistente com os de **Biagi e De Rosa (2012)**, que relataram uma concentração sérica elevada de LTB4 e LTD4 na PE.

A disfunção endotelial é um dos principais factores que contribuem para o início e a progressão da aterosclerose e para os riscos cardiovasculares que lhe estão associados. A ativação inicial do endotélio resulta subsequentemente na produção de moléculas pró-inflamatórias que interagem com os leucócitos e propagam ainda mais o processo inflamatório, levando à alteração das propriedades constitutivas das células endoteliais (CE) e a um estado anormal do endotélio com função comprometida **(Dahlen)*t* "Z.,2011).** A pré-eclâmpsia é uma doença inflamatória, existe uma compreensão incompleta do papel dos mediadores lipídicos inflamatórios na sua patogénese. Os leucotrienos são mediadores pró-inflamatórios gerados a partir da cascata do ácido araquidónico e têm sido implicados na disfunção endotelial. Os leucotrienos cisteínicos (cys-LTs), constituídos por LTC4, LTD4 e LTE4 com LTB4, estão implicados em doenças inflamatórias como a asma, a artrite reumatoide e **a PE (Crooks e Stockley, 2010).**

Sabe-se que a PE está associada a alterações do metabolismo do araquidonato. Nesta situação, a disponibilidade de ácido araquidónico está, de facto, aumentada na zona materna e reduzida na zona fetal, em contraste com a gravidez normal. A via da ciclo-oxigenase foi repetidamente investigada na pré-eclampsia, devido ao papel central sugerido para o chamado equilíbrio PGI/TXA na regulação da homeostase vascular. No que diz respeito aos metabolitos da ciclo-oxigenase, os níveis de tromboxano A2 são elevados e os de prostaglandina E2 são mais baixos, tanto no feto como na mãe de mulheres grávidas hipertensas. No que respeita à prostaciclina, a literatura apresenta resultados contraditórios: numerosos estudos demonstraram uma produção reduzida de prostaciclina no soro de casos de pré-eclâmpsia (Carreras ***et al*., 2008)**.

Os derivados lipoxigenase do araquidonato podem estar envolvidos na patogénese da hipertensão gestacional e, sobretudo, no aumento da permeabilidade da membrana das células endoteliais observado na pré-eclâmpsia.
Para além das células sanguíneas circulantes, também se verificou que o tecido vascular produz leucotrienos, especialmente na adventícia. Estes dados confirmaram que as doentes com PE podem produzir LTB4 e LTD4 a níveis detectáveis e mostraram que essa produção está significativamente aumentada no soro de grávidas pré-eclâmpticas, mesmo nas doentes menos afectadas. Sabe-se, de facto, que o LTB4 é um potente agente quimiotático e vasopermeabilizador e um mediador de danos nos tecidos isquémicos. Estes resultados sugerem, portanto, um possível envolvimento dos produtos da lipoxigenase do araquidonato na história natural da PE. Parece interessante que o aumento observado no LTB4 ocorra também na hipertensão gestacional ligeira e na ausência de qualquer alteração na prostaciclina placentária. No entanto, deve ser sublinhado que o papel relativo dos metabolitos de araquidonato derivados dos tecidos e das plaquetas na patogénese desta condição necessita de ser mais investigado. Além disso, o aumento do nível de leucotrienos pode dever-se à acumulação de leucócitos, em que os neutrófilos activados são capazes de libertar produtos citotóxicos, incluindo leucotrienos, e à atividade intrínseca da 5-lipoxigenase. Estes são necessários para a aderência e a quimiotaxia dos neutrófilos e para a **disfunção** endotelial mediada por neutrófilos **(Feuerstein, 1999) (Carreras *etal*., 2008).**

No presente estudo, LTB4 e LTD4 têm correlação negativa com PON, este resultado concorda com os de **Wood eZ *aL*. (2011).** A formação de LTB4 e LTD4 durante a disfunção endotelial no PE resulta na geração de ROS. Sabe-se que as ROS podem ser geradas em muitos tipos de células diferentes. Os leucócitos aderentes são locais importantes de geração de ROS durante a disfunção endotelial. Estes resultados sugerem que o LTB4 estimula tanto a formação de ERO dependente como independente dos leucócitos, pelo que os leucócitos são uma fonte importante, mas não a única, de ERO durante a EP **(Woode/aZ., 2011).**

CAPÍTULO 5

5.1 Conclusões:

De acordo com o resultado deste estudo, pode concluir-se o seguinte:

1- Os níveis séricos de MPO, PON-1, LTB4 e LTD4 podem estar envolvidos na fisiopatologia da pré-eclâmpsia. Estes parâmetros estavam significativamente aumentados na PE grave quando comparados com os de grávidas com PE ligeira.

2- Os níveis séricos de MPO, PON-1, LTB4 e LTD4 foram significativamente correlacionados com a pressão arterial média.

3- A sensibilidade e especificidade mais elevadas na previsão da doença de PE foram observadas na determinação de LTD4 e MPO séricos, seguidas das concentrações séricas de LTB4 e PON.

4- A medição das concentrações séricas de MPO e LTD4 pode ser útil na gestão e previsão da pré-eclâmpsia às 16-20 semanas de gestação.

5- A alteração dos marcadores inflamatórios é independente da idade, do IMC e da paridade.

5.2 Recomendações:

Tendo em conta este estudo, recomenda o seguinte:

1- São necessários mais estudos num grande volume de diferentes populações e a classificação das doentes pré-eclâmpticas em diferentes grupos, de acordo com o tipo de complicações e o número de partos.

2- É necessária mais investigação para compreender melhor as causas da pré-eclâmpsia e para identificar intervenções que possam prevenir a sua ocorrência e reduzir os riscos subsequentes nas mulheres que tiveram pré-eclâmpsia.

3- A medição dos factores angiogénicos e antiangiogénicos circulantes pode ser útil na determinação da etiologia da pré-eclâmpsia.

4- A avaliação da MPO e do LTD4 numa idade gestacional mais precoce pode ser encorajada.

Referências:

Abbus A.(2010): Cellular and Molecular Immunology; Elsevier; 24: 45-66.

Abu-Soud HM, Khassawneh MY, Sohn JT, Bellomo G, Narducci PL. Rondoni F. Pastorelli G. (2011): **As peroxidases inibem a broncodilatação dependente de óxido nítrico (NO): Desenvolvimento de um modelo que descreve as interações NO-peroxidase;Biochemistry.40:11866-11875.**

Agarwal I. e Karumanchi SA.(2011): Preeclampsia and the anti- angiogenic state; Pregnancy Hypertens ; 1 : 17-21.

Alexandre Quintanilha, Susana Rocha,Belmiro Patr'icio.von Dadelszen P. Payne B. Li J.(2012): Distúrbios Inflamatórios na Pré-eclâmpsia. Journal of Pregnancy;56: 101-111.

Altman D.(2002): A diferenciação/invasão de citotrofoblastos humanos é anormal na pré-eclâmpsia. Am J Pathol; 151:1809-1818.

Anon A.(2010): Nitric oxide/endothelin-1 in preeclampsia.Clinica Chimica Ata ; 317: 65-

70.
Armanini D. e Calo LA.(2005): Aldosterone, Inflammation, and Preeclampsia; Hypertension.45:e10.
Askie L.(2007): Antiplatelet agents for prevention of pre-eclampsia: a metaanalysis of individual patient data; The Lancet;369:1791-1798.
Aviram M., Rosen bl at M., Bisgaier CLAnsermino JM. Broughton Pipkin F.(1998): A paraoxonase inibe a oxidação da lipoproteína de alta densidade (HDL) e preserva suas funções.J Clin Invest;101: 1581-90.
Aviram, M.(2004): Paraoxonases 1, 2, and 3, oxidative stress, and macrophage foam cell formation during atherosclerosis development; Free Radic Biol and Medicine. 37: 1304-1316.
Aydin T., Varol F. & Sayin N. (2006): Third trimester maternal plasma total fibronectin levels in pregnancy-induced hypertension: results of a tertiary center; Clin Appl Thromb Hemost;34:33-9.
Parrish Marc, Babbette LaMarca,Ray Lillian Fournier .(2009): Hipertensão em resposta a auto-anticorpos para o recetor tipo I da angiotensina II (AT1-AA) em ratas grávidas: Role of endothelin-1 ;Hypertension;54:905-909.
Bakshi R., Shaikh ZA., Bates VE. Payne B. Magee LA. Menzies J.(1999): Achados trombóticos de TC e RM do cérebro em 12 pacientes; Neurologia; 52: 1285-1288.
Baksu B., Baksu A., Davas I. Cote AM, Hutcheon JA. (2005): Lipoprotein(a) levels in women with pre-eclampsia and in normotensive pregnant women; J Obstet Gynaecol Res;76:277-282.
Baldus S. (2012): Myeloperoxidase serum level predicts risk in patients with acute coronary syndromes;Circulation; 10: 1440-1445.
Baldus S., Eiserich JP., Mani A. Kyle P.(2013): A transcitose endotelial da mieloperoxidase confere especificidade às proteínas ECM vasculares como alvos da nitração da tirosina ;J Clin Invest;53:45-87.
Bayhan G., Atamer A., Atamer Y.Lampinen KH. Ronnback M. (2005): Potential atherogenic roles of lipids, lipoprotein(a) and lipid peroxidation in preeclampsia; Gynecol Endocrinol;66:1-6.
Bayrak, T., Bayrak, A., Demirpenge, E. Groop PH. Kaaja RJ. (2005): Paraoksonaz, Hacettepe Medical;36:147-151.
Benyo D. F., Smarason A.,. Redman C. Lalor JG. Fawole B. Alfirevic Z. (2001): Journal Expression of inflammatory cytokines in placentas from women with preeclampsia.of ClinicalEndocrinology and Metabolism;12: 2505-2512.
Bernardi F., Constantino L., Machado R.Devane D. (2008): Óxido nítrico plasmático, endotelina-1, arginase e superóxido dismutase em mulheres pré-eclâmpticas; J Obstet Gynaecol Res;34:957-63.
Bernardi F., Guolo F, Bortolin T.Kaur S, Picconi JL. Chadha R. (2008): Oxidative stress and inflammatory markers in normal pregnancy and preeclampsia. Journal of Obstet and Gynaecol Research; 34:948-951.
Biagi G. e De Rosa V.(2012): Aumento da produção placentária de LTB4 na hipertensão gestacional ; Thromb research; 60: 377-384.

Bianco AT, Smilen SW, Davis Y. Kruger M, Mari G.(1998): Pregnancy outcome and weight gain recommendations for the morbidly obese woman.Obstet and Gynecol; 91: 97-102.

Blatter-Garin, M.C.(2003):O uso de aspirina está associado a concentrações mais elevadas da enzima antioxidante paraoxonase-1; Diabetologia;46: 593-594.

Borzychowski A. M., Sargent I. L., e Redman C. W.(2006): Inflammation and pre-eclampsia.Seminars Fetal Neonatal Med;11:309- 316.

Bowen RS, Moodley J, Dutton MF, Payne BA, Kyle PM (2010): Índices inflamatórios sistémicos na pré-eclampsia e na eclampsia; J Obstet Gynaecol; 21:563-569.

Brach MA., de Vos S., Arnold C.Lim K, Lisonkova S.(2009): Leukotriene B4 transcriptionally activates interleukin-6 expression involving NK-κ **B** and NF-IL6; Eur J Immunol; 22: 2705-2711.

Brash J. e Horbett, T. A.(2014):Proteins at Interfaces. Am Chem Soc.; 45:122-134 .

Brennan ML. (2003): Prognostic value of myeloperoxidase in patients with chest pain; New Eng J Med; 349: 1595-1604.

Brichant Ty.,(2010): Marcadores inflamatórios na gravidez.Journal of Pregnancy;13:66-89.

Bujold E., Romero R., Chaiworapongsa T, Magee LA, Pullar B.(2005): Evidence supporting that the excess of the sVEGFR-1 concentration in maternal plasma in preeclampsia has a uterine origin;Maternal-Fetal Neonatal Med;18:9-16.

Cabana, V.G.(2009): Paroxonase sérica: efeito da composição apolipoproteica do HDL e da resposta de fase aguda; J. Lipid; 44: 780-792.

Cahill AG, Macones GA, Odibo AO, Urquia ML (2007): Magnésio para profilaxia de convulsões em pacientes com pré-eclâmpsia leve;Obstet Gynecol;110:601-607.

Carreras L. O., Defreyn G., Van EYing I, Glazier RH, Berger H, De Souza LR.(2008): Prostacyclin and pre-eclampsia; Lancet; 15: 442-445.

Catarino C., Rebelo I., Belo L, Magee LA, Helewa M.(2008): Alterações das lipoproteínas fetais na pré-eclâmpsia.Ata Obstetricia and GynecologicaScandinavica; 87: 628-634.

Chait, A.(2005):Lipoprotein- associated inflammatory proteins: markers or mediators of cardiovascular disease; J. Lipid Res.; 46: 389-403.

Chavarria ME, Lara-Gonzalez L, Garcia-Paleta Y, Vital-Reyes VS, Reyes A.(2008): Alterações das moléculas de adesão às 20 semanas de gestação em gravidezes complicadas por pré-eclampsia. Eur J Obstet Gynecol Reprod Biol; 137:157-164.

chauhan N.(1999): As trombofilias hereditárias maternas e fetais não estão relacionadas com o desenvolvimento de pré-eclâmpsia grave;Am J Obstet and Gynecol;185:153-157.

Chevrier I. (2011): Mieloperoxidase: novos polimorfismos e relação com o risco de cancro do pulmão; Pharmacogenetics; 13: 729-39.

Choi HK. (2008): Desempenho diagnóstico de testes de anticorpos citoplasmáticos antineutrófilos para vasculite idiopática: meta-análise com foco em anticorpos antimieloperoxidase; J Rheumatol.; 28: 1584-1590.

Cincotta RB. E Brennecke SP.(1998): História familiar de pré-eclâmpsia como preditor de pré-eclâmpsia em primigestas.Int J Gynecol and Obstet; 60: 23-27.

Clifton V. L., Stark M. J., Osei-Kumah A, Moutquin JM. (2012):A unidade fetoplacentária; patologia da gravidez e impacto na saúde materna a longo prazo. Placenta; 33: S37-S41.

Conde-Agudelo A. e Belizan JM.(2000): Morbidade e mortalidade materna associadas ao intervalo intergestacional.estudo transversal. BMJ; 321: 1255-1259.

Conrad KP. e Benyo DF.(1997): Placental cytokines and the pathogenesis of preeclampsia; Am J Reprod Immunol. 37:240-249.

Costa, L.G.(2003):Polimorfismos da paraoxonase(PON1) e seu significado na toxicologia clínica dos organofosforados; J. Toxicol Clini Toxicol; 41: 37-45.

Cregar L., Elrod KC. E Putnam D. (2005): Neutrophil myeloperoxidase is a potent and selective inhibitor of mast cell tryptase; Arch Biochem Biophys.; 366:125-30.

Cristina Catarino, Irene Rebelo , Luis Belo,von Dadelszen P.(2009): Alterações do sangue do cordão umbilical em recém-nascidos de uma gravidez pré-eclâmptica.Gravidez; 12: 33-56.

Crooks SW. e Stockley RA.(2010):Leukotriene B4. Int J Biochem Cell Biol; 30: 173-178.

Crowther M. (2005): Pathogenesis of atherosclerosis; Hematologia Am Soc Hematol Educ Program.pp. 436-41.

Dahlen SE, Lindgren JA, Rouzer CA. (2008): Leukotrienes and lipoxins: structures, biosynthesis, and biological effects; Science. 237: 1171-1176.

Dane C., Buyukasik H., Dane B, Brown MA, Lindheimer MD, de Swiet M, Van Assche A\. (2009): Fibronectina plasmática materna e produtos de proteína oxidativa avançada para a previsão de pré-eclâmpsia em gestações de alto risco: um estudo de coorte prospetivo; Fetal Diagn Ther.; 26: 189-94.

Davies AM, Czaczkes JW, Sadovsky E,Rey E.(1997): Estudos epidemiológicos da Toxemia da gravidez numa comunidade total.Med Sci; 6: 253266.

Dechend R., Gratze P., Wallukat G, Morin F, Boudreault J, Pilon F. (2008): Agonistic Autoantibodies to the AT1 Recetor in a Transgenic Rat Model of Preeclampsia; Hypertension.45:742-746.

Dechend R., Viedt C., Muller DN,Vincent D, Ouellet D.(2003): Os anticorpos agonistas do recetor **AT1** de doentes pré-eclâmpticas estimulam a NADPH oxidase;Circulation. 107:1632-1639.

Demirtas O., Gelal F., Vidinli BD, Brown MA, Mangos G.(2005): Imagens de RM do crânio com correlação clínica na pré-eclâmpsia e eclâmpsia; Diagn Interv Radiol 11: 189-194.

Demir, Atamer, Guven, Kocyigit, Hekimoglu, Toprak. (2011): Níveis séricos de lípidos, lipoproteínas e atividade da paraoxonase na pré-eclâmpsia; J Inter. Med. Res.; 39:1427-1431.

Dereb I. (2010): Preeclampsia is associated with failure of human cytotrophoblasts to mimic a vascular adhesion phenotype. Uma causa de invasão endovascular defeituosa nesta síndrome.J Clin Invest; 99:21522164.

Djurovic S. (2011): Ausência de resposta inflamatória sistémica aumentada às 16 semanas de gestação em mulheres com pré-eclampsia subsequente. BJOG; 109: 759-764.

Draganov D.I., Teiber, J.F. Speelman, A,Davis G.(2005): Human paraoxonases (PON1, PON2 and PON3) are lactonases with overlapping and distinct substrate specificities; Lipid

Res.; 46: 1239-1247.
Duley L. (2009): The global impact of pre-eclampsia and eclampsia.Int J Gynecol and Obstet; 33: 130-137.
Duley Y.(2009): High prevalence of thrombophilia among young patients with myocardial infarction and few conventional risk factors; Int J Cardio.98:421-424.
Durrington, P.N., Mackness, B. e Mackness, M.I.(2011): Paraoxonase and. Atherosclerosis. Arterioscler. Thromb Vasc. Biol.; 21: 473-480.
Ebru O., Ozcan B., Sacide P, Homer C. (2011): Genetic Variation of Myeloperoxidase Gene Contributes to Preeclampsia: A Preliminary Association Study in Turkish Population;/7yperten Pregnancy.; 30:377383.
Emre S. e Zehra S.(2011):Actividades séricas da PON e da arilestrase ao longo da gravidez normal; Nobel Med.; 7:49-55.
Erdemoglu T. (2010): Preeclampsia: mais do que hipertensão induzida pela gravidez.Lancet; 341: 1447-1454.
Errol R. Norwitz, Chaur D., John T,Saudan P, Brown MA.(2002): Complicações **agudas** da pré-eclâmpsia.Clinic Obstet Gynecol; 45:308-329.
Eubank TD., Roberts R., Galloway M.Buddle ML, Jones M.(2004): GM- CSF induz a expressão do recetor-1 solúvel de VEGF de monócitos humanos e inibe a angiogénese em ratinhos; Immunity.;21:831-842.
Evans JF.(2011): Cysteinyl leukotriene receptors; Prostaglandins Other Lipid Mediat.Nobel Med; 68-69: 587-597.
Feuerste G.(1999):Leukotrienes and the cardiovascular system;Prostaglandins. 27, 781-801.
Fisher KA, Luger A, Spargo BH, Reinders A, Cuckson AC, Lee JT (2005): Hypertensionin pregnancy, Clinical-pathological correlations and remoteprognosis; Medicine (Baltimore) 60: 267-276.
Fontaine E.(2008): Preeclampsia is associated with abnormal expression of adhesion molecules by invasive cytotrophoblasts.J Clin Invest; 91(3):950- 960.
Freeman DJ, McManus F., Brown EA, Shennan AH (2004): Short- and Long-Term Changes in Plasma Inflammatory Markers Associated With Preeclampsia; Hyperten; 44:708-714.
Funk CD.(2009): Prostaglandins and leukotrienes: advances in eicosanoid biology;Science.294:1871-1875.
Gadonski G., Sullivan E., Bennett W^Stangoni G, Angeli G.(2006): Hypertension Produced by Reductions in Uterine Perfusion in the Pregnant Rat: Role of Interleukin 6; Hyperten.;48:711-716.
Gandley RE, Rohlan J, Zhou Y, Hermida RC, Ayala DE.(2011): Aumento da mieloperoxidase na placenta e na circulação de mulheres com pré-eclâmpsia; Hyperten.;52:387-393.
Ghulmiyyah L. e Sibai B. (2012) : Mortalidade materna por pré-eclâmpsia/eclâmpsia.J Clin Invest; 36 : 56-59.
Gilbert JS, Babcock SA. E Granger JP.(2007): Hypertension Produced by Reduced Uterine Perfusion in Pregnant Rats Is Associated With Increased Soluble Fms-Like Tyrosine Kinase-

1 Expression; Hyperten.;50:1142-1147.

Girardi ., Yarilin D, Thurman JM,Iglesias M.(2006): Complement Activation Induces Dysregulation of Angiogenic Factors andCauses Fetal Rejection and Growth Restriction^ Clin Invest;66 :2164-2175.

Grujic e Milasinovic (2006): A síndrome HELLP (hemólise, enzimas hepáticas elevadas e plaquetas baixas).Obstet Gynecol;162:311-316.

Hara A., Wada T., Furuichi Kiguchi, Kazuo O, Akihide 0.(2006): O bloqueio do VEGF acelera a proteinúria, através da diminuição da expressão da nefrina na glomerulonefrite crescente do rato; Kidney Int.69:1986-1995.

Harun T. e Hakan C.(2009):Avaliação das actividades séricas da paraoxonase e da arilestrase na falha da gravidez precoce; Swiss Med. Weekly; 139:76-81.

Heo YJ, Joo YB, Oh HJ, Takako H. (2009): A IL-10 suprime as células Th17 e promove as células T reguladoras na população de células T CD4(+) de doentes com artrite reumatoide; Immunol Lett.;66: 1123-1246.

Herse F., Dechend R., Harsem NK,Chikako T, Kayo S. (2009):Desregulação do sistema renina-angiotensina circulante e tecidular na pré-eclâmpsia; Hyperten.; 49:604-611.

Holgate ST., Peters-Golden M., Panettieri RA,Sibai BM.(2008):Roles of cysteinyl leukotrienes in airway inflammation, smooth muscle function, and remodeling.;J Allergy Clin Immunol.; 111: s18-34.

Holthe MR, Staff AC, Berge LN, Fesenmeier MF, Coppage KH, Lambers DS, Barton JR (2005): Protectin plasma level is elevated in preeclampsia; Ata Obstet Gynecol Scand. 84:151-154.

Holthe MR, Staff AC, Berge LN, Erkan D, Espinosa G. (2009): Leukocyte adhesion molecules and reactive oxygen species in preeclampsia; Obstet Gynecol. 103:913-922.

Hubei CA., Wallukat G., Wolf M,Cervera R. (2007): Autoanticorpos agonistas do recetor tipo 1 da angiotensina II em mulheres pós-parto com história de pré-eclâmpsia; Hyperten.;49:612-617.

Hubei CA, McLaughlin MK, Evans RW. (1996):Fasting serum triglycerides, free fatty acids, and malondialdehyde are increased in preeclampsia, are positively correlated, and decrease within 48 hours post partum. Am JObstet Gynecol; 174: 975 - 982.

Imai T. e Arai T. (1996): Quantitative changes in leukotriene B4 release in neutrophilic leukocytes activated by Ca ionophore during pregnancy - normal pregnancy and preeclampsia.Nippon Sanka Fujinka Gakkai Zasshi; 48:405-11.

Israa Gh. E Zaizafoon N.(2013): Associação entre paraoxonase sérica e ceruloplasmina oxidase em mulheres grávidas iraquianas com e sem complicações; Iosr Pharmacy.; 52: 29-34.

Jain M., Sawhney H., Aggarwal N, Martin JN Jr, Bailey AP. (2004): Auto anticorpos contra lipoproteína de baixa densidade oxidada em pré-eclâmpsia grave; J Obstet Gynaecol Res.; 30: 188 -192.

Jennifer Rohland, Yan Zhou , Eiji Shibata,Rehberg JF, Owens MT, Keiser SD, May WL. (2008) aumento da mieloperoxidase na placenta e na circulação de mulheres com pré-eclâmpsia. Am Heart Assoc; 52:387393.

Johnson HM, Russell JK e Torres BA (2007): Second messenger role of arachidonic acid and its metabolites in interferon-y production; J Immunol.;137: 3053-3056.
Judi A. (2010): Diagnosis and management of pre-eclampsia;National Institutes of Health; 2: 327-337.
Kanter D.(2010): Interpretação da proteinúria anormal na gravidez; Obstet Gynecol; 115:365-375.
Kiang JG. e Tsen KT.(2006): Biology of hypoxia. Chin J Physiology;49: 223-33.
Kim Y., Park H., Lee HAlouthon L.(2007): Paraoxonase gene polymorphism, serum lipid, and oxidized low-density lipoprotein in preeclampsia; Eur J Obstet Gynecol Reprod Biol.;133: 47-52.
Kim YJ, Park HS, Park MH, Berezne A, Bussone G (2005): Oxidative stress-related gene polymorphism and the risk of preeclampsia; Eur J Obstet Gynecol Reprod Biol.119:42-46.
Kota, S.K., Meher, L.K., Jammula, S, Noel LH, Villiger PM,. (2013): Implicação da atividade da paraoxonase sérica na Obesidade, diabetes mellitus e dislipidemia; Indian endocrinol metab.; 17: 402-412.
Krishnan S., Lu X. e Li Y. (2008): A inibição da sintase de óxido nítrico induzível protege as células T humanas da apoptose induzida pela hipoxia.Mol Pharmacol; 73 :738-47....
Krysiak O., Bretschneider A., Zhong E, Ogge G, Chaiworapongsa T. (2005): Soluble Vascular Endothelial Growth Fator Recetor-1 (sFLT- 1) Mediates Downregulation of FLT-1 and Prevents Activated Neutrophils From Women With Preeclampsia From Additional Migration by VEGF; Circulation Research; 97:1253-1261.
Kudo Y., Boyd CA., Sargent IL,Romero R, Hussein Y, Kusanovic JP.(2003): Diminuição do catabolismo do triptofano pela indol. dioxigenase placentária na pré-eclâmpsia.Am J Obstetet Gynecol; 188:719-26.
LaMarca B.(2011):Fisiopatologia induzida pela IL-6 durante a pré-eclâmpsia: potencial papel terapêutico do sulfato de magnésio; Inter Interferon, Cytokine Mediator Res.; 3: 59-64.
Lain KY. e Roberts JM.(2010): Contemporary concepts of the pathogenesis and management of preeclampsia; JAMA.287 :3183-3196.
LaMarca BB, Bennett WA, Alexander BT, Yeo L. (2005): Hypertension Produced by Reductions in Uterine Perfusion in the Pregnant Rat: Role of Tumor Necrosis Fator-{alpha}; Hyperten.; 46:1022-1025.
Lee CJ, Hsieh TT, Chiu TH, Akolekar R, Syngelaki A.(2000): Risk factors for pre-eclampsia in an Asian population.Int J Gynecology and Obstetric;70: 327-333.
Lee E., Robertson T., Smith J,Poon L, Wright D.(2009): Leukotriene recetor antagonists and synthesis inhibitors reverse survival in eosinophils of asthmatic individuals; Am J Respir Crit Care Med. 161: 1881-1886.
Leemaii N .(2008): World Health Organization multicentre randomized trial of supplementation with vitamins C and E among pregnant women at high risk for pre-eclampsia in populations of low nutritional status from developing countries.BJOG;116:780-788.
Levesque S., Moutquin JM, Lindsay C" Nicolaides KH. (2004): Implicação de um Haplótipo AGT num Estudo de Associação Multigene com Hipertensão na Gravidez; Hyperten.; 43:71-78.

Levine RJ, Venkatesha S., Rauh-Hain JA, Scazzocchio E, Figueras F. (2007): Sequential Changes in Antiangiogenic Factors in Early Pregnancy and Risk of Developing Preeclampsia; Hyperten.; 50:137-142.

Ley K. e Huo Y. (2001): VCAM-1 é crítico na aterosclerose. J Clin Invest; 107:1209-1210.

Lindheimer MD. E Romero R.(2009): Emerging Roles of Antiangiogenic and Angiogenic Proteins in Pathogenesis and Prediction of Preeclampsia; Hypertension.50:35-36.

Lindheimer MD. e Taler SJ. (2008): Cunningham FG. Hypertension in pregnancy; J Am Soc Hyperten; 2:484-494.

Lindheimer MD, Conrad KP e Karumanchi SA (2008): Renal physiology and disease in pregnancy; Physiology and Pathophysiology, 4th ed., San Diego, California:. San Diego, Califórnia: Academic Press, Elsevier.2339 -98.

Llinas MT., Alexander B.T, Abram SR,Crispi F. (2012):Enhanced thromboxane synthesis during chronic reductions in uterine perfusion pressure in pregnant rats;Am J Hypertens. 15:793-797.

Lok C. A., Jebbink J., Nieuwland R,Meier E, Masoller N, Mula R.(2009): Leukocyte activation and circulating leukocyte-derived microparticles in preeclampsia. Am Reproductive Immunology; vol. 61, no. 5, pp. 346-359.

Loscalzo J .(2008): Paraoxonase and Coronary Heart Disease Risk Language Misleads, Linkage Misinforms, Function Clarifies; Cardiovasc. Genet.1:79-80.

Lu F., Longo M., Tamayo E,Roberts D, Dalziel SR.(2007):O efeito da sobre-expressão de sFlt-1 na pressão sanguínea e na ocorrência de outras manifestações de pré-eclâmpsia em ratinhos grávidas conscientes e sem restrições; Am J Obstet Gynecol.196:396.

Luppi P. (2012): Como os mecanismos imunitários são afectados pela gravidez. Vaccine;21:3352-3357.

Mackarel AJ., Russell KJ., Brady C. (2008): Interleukin-8 and leukotriene- B(4), but not formylmethionyl leucylphenylalanine, stimulate CD18- independent migration of neutrophils across human pulmonary endothelial cells in vitro; Am J Respir Cell Mol Biol.; 23: 154-161.

Makris A., Thornton C., Thompson J.(2007):A isquémia uteroplacentária resulta em hipertensão proteinúrica e sFLT-1 elevado; Kidney Int.71:977-984.

Malle E., Furtmuller PG. e Sattler W.(2007): Myeloperoxidase: A target for new drug development; Brit J Pharmacol.152:838-854.

Manfredi M.(1996): Systemic inflammatory priming in normal pregnancy and preeclampsia: the role of circulating syncytiotrophoblast microparticles.J Immunology;178 :5949-5956.

Manten G., van der Hoek Y., Sikkema J,Stutchfield P. (2005): The role of lipoprotein (a) in pregnancies complicated by pre-eclampsia;Med Hypotheses; 64: 162-169.

Mao D., Che J., Li K, Whitaker R, Russell I. (2010): Association of homocysteine, asymmetric dimethylarginine, and nitric oxide with preeclampsia; Arch Gynecol Obstet.; 282: 371-5.

Marshall D. Lindheimer MD, Sandra J, Shennan AH, Redman C.(2008): Hypertension in pregnancy;Am Soc of Hyperten; 89: 484-494.

Maruotti N., Canatore FP., Crivellato E,Cooper C.(2006): Angiogenesis in Rheumatoid Arthritis; Histol Histopathol; 48 :667-566.

Maus UA., Waelsch K., Kuziel WA,Milne F.(2003): Os monócitos são potentes facilitadores da emigração de neutrófilos alveolares durante a inflamação pulmonar: papel do eixo CCL2-CCR2; J Immunol.; 170: 3273-3278.
Maynard SE, Min JY, Merchan J, Woolf SH, Battista RN (2003): Excess placental soluble fms-like tyrosine kinase 1 (sFlt1) may contribute to endothelial dysfunction, hypertension, and proteinuria in preeclampsia; J Clin Invest.111:649-658.
Maynard SE.,(2011): Factores angiogénicos e pré-eclampsia; Semin Nephrol. 31 : 33-46.
McCowan LM, Buist RG, North RA, Angerson GM (1996): Morbidade perinatal na hipertensão crónica.Br J Obstet Gynecol.; 103: 123-129.
McMaster MT., Ahou Y. e Fisher SJ.(2004): Abnormal Placentation and the Syndrome of Preeclampsia; Semin Nephrol.;24:540-547.
Mehdi F, Hossein A, Maliheh H, Hamid R. (2013): Um estudo comparativo do nível sérico da molécula de adesão celular vascular-1 (sVCAM-1), molécula de adesão intercelular-1 (ICAM-1) e proteína C reativa de alta sensibilidade (hs-CRP) em gestações normais e pré-eclâmpticas; Basic Med. Scien.; 16:689 693.
Mehendale S., Kilar A., Dangat K,Logan AG, Eel W.(2008): Fatty acids, antioxidants, and oxidative stressObstetrics.Intern Gynecol andin pre- eclampsia;100: 234-238.
Mello G., Parretti E., Fatini C, Thangaratinam S. (2005): A heparina de baixo peso molecular reduz a taxa de recorrência da pré-eclâmpsia e restaura as alterações vasculares fisiológicas em mulheres com enzima conversora de angiotensina DD; Hyperten; 45:86-91.
Minerva G.(2013): a fisiopatologia do papel da ativação imunitária na contribuição para a disfunção vascular e a hipertensão durante a pré-eclâmpsia; US Nationalibrary of Medicine.pp 89-97.
Miyamoto K., Kitamoto Y., Tokunaga H,Payne B,.(2004): Protective effect of vascular endothelial growth fator/vascular permeability fator 165 and 121 on glomerular endothelial cell injury in the rat; Lab Invest.84:1126- 1136.
Mohamadin, A.(2010): Atividade do paraoxonasel sérico e estado oxidante/antioxidante em mulheres sauditas com síndrome dos ovários poliquísticos; Elsevier Ireland Ltd.17: 189-196.
Moodley Y. (2011): Thrombophilia is significantly associated with severe preeclampsia: results of a large-scale, case-controlled study; Hyperten.; 46:1270-1274.
Mori M., Mori A., Saburi Y,Lampinen KH, Ronnback M.(2003): Levels of lipoprotein(a) in normal and compromised pregnancy;J Perinat Me.; 31: 23-28.
Muge H., Mebmet H. e Ozcan E.(2003):Aumento do stress oxidativo em pacientes com mola hidafidiforme; Swiss Med. Weekly.133, :563-566.
Myatt L. e Webster R. (2009): Vascular biology of preeclampsia; J Thromb Haemost.; 7: 375-84.
Nagra RM. (2009): Immunohistochemical and genetic evidence of myeloperoxidase involvement in multiple sclerosis; J Neuroimmunol.;78: 97-107.
Nakano H. e Wake N. (2007): Difference in Neutrophil Superoxide Generation During Pregnancy Between Preeclampsia and Essential Hypertension; Hypertension.; 49:1436-1441.
Nambi V. (2005): The use of myeloperoxidase as a risk marker for atherosclerosis; Curr Atheroscler Rep.; 7: 127-31.

Nauseef WM.(2011): Biosíntese e processamento da mieloperoxidase - um marcador para a diferenciação de células mielóides; Eur J Haematol.; 40:97-110.

Nelson S. (2011): Interpretação das cartas de controlo de Shewhart X. J Quality Technol; 17:114-16.

Nevo O., Soleymanlou N., Wu YGroop PH, Kaaja R,.(2006): O aumento da expressão de sFlt-1 em modelos in vivo e in vitro de hipóxia placentária humana é mediado por HIF-1; Am J Physiol Regul Integr Comp Physiol.291:R1085-R1093.

Newcombe DS .(2007): Leukotrienes; Principle of medical biolog.(2): 655686.

Nova A., Sibai BM., Barton JR,Martin JN.(2011):O nível plasmático materno de endotelina está aumentado na pré-eclâmpsia; Am J Obstet Gynecol.165:724- 727.

Odegard RA, Vatten LJ, Nilsen STJJndenstrpm E.(2000): Fatores de risco e manifestações clínicas da pré-eclâmpsia.Br J Obstet Gynecol.;107: 1410-1416.

Ogawa Y. e Calhoun WJ.(2006): The role of leukotrienes in airway inflammation; J Allergy Clin Immunol.; 118: 789-798.

Olivero-David, R. e Schultz-Moreira. (2011):Carnes enriquecidas com ou sem colesterol suplementar na atividade da arilesterase, lipemia e lipoproteinemia em ratos Wistar; Br Nutr.;106 : 1476-1486.

Olivier Piconne, Roland Asmar, e Jean-Marc Ayoubi.(2011): Preeclampsia: pathophysiology, diagnosis, and management.Vascular health and risk manangement. 7: 467-474.

Ophir E., Dourleshter G., Hirsh Y .MacDonell K, Magee LA.(2006): Newborns of pre-eclamptic women: a biochemical difference present in utero; Ata Obstet Gynecol Scand.; 85: 1172-8.

Ozkan S., Erel CT., Madazli R.Buchbinder A, Sibai BM, Caritis S.(2009): Serum leptin levelsin hypertensive disorder of pregnancy; Eur J Obstet Reprod Biol.120:158-63.

Peters-Golden M. e Henderson WR Jr.(2007): Leukotrienes; N Engl J Med; 89 :1841-1854.

Poston L.(2006): Endothelial Dysfunction in Preeclampsia; Pharmacological Reports; 58 :69-74.

Powers R., Catov J., Bodnar L, Hauth J, Lindheimer MD. (2008):Evidence of Endothelial Dysfunction in Preeclampsia and Risk of Adverse Pregnancy Outcome; Reprod Sci.;15: 374-381.

Qiu C., Phung T., Vadachkoria S.Klebanoff M, Vandorsten P. (2006): Oxidized Low-Density Lipoprotein (Oxidized LDL) and the Risk of Preeclampsia; Physiol Res.; 55 :491-500.

Qiu H., Johansson AS., Sjostrom M,Landon M, Paul R, Miodovnik M, Meis P.(2006):Indução diferencial da expressão do recetor BLT em células endoteliais humanas por lipopolissacarídeo,;citocinas e leucotrieno B4. Proc Natl Acad Sci U S A.;103: 6913-6918.

Rajan N. (2005): Genetic thrombophilias and preeclampsia: a meta-analysis; Obstet Gynecol.;105:182-192.

Ramin SM. E Kellems RE.(2009): Potential Roles of Angiotensin Recetor-Activating

Autoantibody in the Pathophysiology of Preeclampsia; Hyperten.;50:269-275.

Rao A.K., Daniels K., El-Sayed Y,Thurnau G. (2006):Perinatal outcomes among Asian American andPacific Islander women.Am ObstetGynecol.; 195: 834 838.

Ray J., Diamond P., Singh G, May JM. (2006): Breve visão geral dos triglicéridos maternos como fator de risco para a pré-eclâmpsia; BJOG.; 113: 379-386.

Redman CW. e Sargent IL. (2005):Latest advances in understanding preeclampsia;Science.;308:1592-1604.

Reynolds WF. (2005): Os polimorfismos MPO e APOEepsilon4 interagem para aumentar o risco de AD em homens finlandeses; Neurologia; 55: 1284-90.

Roberts J. (2009): Aspirin for pre-eclampsia: compelling data on benefit and risk; The Lancet.; 369: 1765-1766.

Roberts J. e Gammil H. (2005): Preeclampsia - recent insights; Hyperten.; 46: 1243-1249.

Roberts JM. e Hubei CA.(1999): Is oxidative stress the link in the two- stage model of pre-eclampsia;Lancet.; 354:788-789.

Robin E., Jennifer R., Eiji S, Aguirre R. (2012): Increased Myeloperoxidase in the Placenta and Circulation of Women With Preeclampsia,AHA. 15244563.

Romero 0.(1988): permeabilidade endotelial in vitro; Endocrinol.;131: 710-714.

Rosing U, Samsioe G, Olund 0.(1989): Níveis séricos de polipoproteína A-I, A-II e colesterol HDL na segunda metade de uma gravidez normal complicada por pré-eclâmpsia. Horm Metab Res.; 21: 376 - 382.

Rozenberg O. e Aviram M. (2006): S-Glutathionylation regulates HDL associated paraoxonase 1 (PON1) activity; Biochem Biophys Res Communic.;351:492-498.

Rumbold AR, Crowther CA, Haslam RR, Altman R. (2006): ACTS Study Group. Vitamins C and E and the Risks of Preeclampsia and Perinatal Complications; NEJM.; 354:1796-1806.

Saftlas AF, Olson DR, Franks Al, Amieva H. (1990): Epidemiologia da pré-eclâmpsia e eclâmpsia nos Estados Unidos.Am J Obstetric and Gynecol.;163: 460-465.

Santner-Nanan B., Peek MJ., Khanam R, Anderson T. (2009): Systemic Increase in the Ratio between Foxp3+ and IL-17-Producing CD4+ T Cells in Healthy Pregnancy but Not in Preeclampsia; J Immunol.;183:7023- 7030.

Sarandol E., Safak O., Dirican M, Aschoff L. (2004): Oxidabilidade das lipoproteínas contendo apolipoproteína B e actividades séricas de paraoxonase/arilesterase na pré-eclâmpsia.Clinic Biochem.; 37: 990-6.

Sattar N., Bendomir A., Berry C, Ashwood ER. (1997): Concentrações de subfracções de lipoproteínas na pré-eclâmpsia: paralelos patogénicos com a aterosclerose; Obstet Gynecol; 89: 403-408.

Savvidou MD, Karanastasi E, Skentou C, Saunders WB.(2001): Twin chorionicity and pre-eclampsia.Ultrasound Obstet Gynecol.;18:228-231.

Sazina M. (2005): Marcadores inflamatórios na pré-eclâmpsia. Indian J. Physiol Pharmacol; 49: 236-240

Schwartz LB. (2009): Triptase de mastócitos humanos: Neutral Proteases of Mast Cells; Monographs in Allergy. Nova Iorque: S. Karger, p. 90-113.

Schwartz RB, Feske SK, Polak JF, DeGirolami U, Atalay M.(2000): Preeclampsia-eclampsia: Correlatos clínicos e neurorradiográficos e perspectivas sobre a patogénese da encefalopatia hipertensiva; Radiol.; 217: 371-376.

Sedeek M., Gilbert JS., LaMarca B, Laaksonen DE. (2008): Papel das espécies reactivas de oxigénio na hipertensão produzida pela redução da perfusão uterina em ratas grávidas;Am J Hypertens.;21:1152-1156.

Seres, I., Paragh, G., Deschene, E,Athyros VG, KakafikaAI.(2004): Estudo dos factores que influenciam a diminuição da atividade da PON1 associada ao HDL com o envelhecimento. Exp; Gerontol; 39:59-66.

Serhan CN.(2006): Preventing injury from within, using selective cPLA2 inhibitors;Nat Immunol.;1: 13-15.

Shakow S., Abbasali Z. e Rashtchi Z. (2010): Nível sérico e atividade antioxidante da ceruloplasmia na pré-eclompsia; Pakistan J. of Biol. Science.;13:621-627.

Sharma A, Satyam A. e Sharma JB (2007): Leptin, IL-10, and Inflammatory Markers (TNF-alpha, IL-6 and IL-8) in Preeclamptic, Normotensive Pregnant and Healthy Non-Pregnant Women; Am J Reprod. Immunol.;58:21-30.

Shimizu A., Masuda Y., Mori T, Niemann S, Rohrbach, R.A. Catar.(2004): Vascular Endothelial Growth Factor165 Resolves Glomerular Inflammation and Accelerates Glomerular Capillary Repair in Rat Anti-Glomerular Basement Membrane Glomerulonephritis; Am Soc of Nephrol.;15:2655-2665.

Shin EH., Lee HY. E Bae YS.(2006): Leukotriene B4 stimulates human moncyte-derived dendritic cell chemotaxis; Biochem Biophys Res Commun.;348: 606-611.\

Shollok M., Chandler DL., Wang Y,Rashidi , Mostafa Mohammadi, Fariba Mirzaei. (2008): Role of reactive oxygen species in hypertension produced by reduced uterine perfusion in pregnant rats; Am J Hyperten.;21:1152-1156.

Siddiqui AH, Irani RA, Blackwell SC, BaidyaSG. (2009): Autoanticorpo agonista do recetor de angiotensina é altamente prevalente na pré-eclâmpsia. Correlação com a gravidade da doença; Hyperten.; 34: 455-567.

Skupski DW, Nelson S, Kowalik A, Ballantyne CM, Entman ML (1996): Multiple gestations from in vitro-fertilization: O sucesso da implantação por si só não está associado a pré-eclampsia subsequente.Am J Obstet Gynecol.; 175: 1029-1032.

Steinberg G. , Khankin E. V. e. Karumanchi S. A .(2009): Thrombosis Research; Factores angiogénicos e pré-eclampsia; 123: S93-S99.

Sugiyama S., Okada Y. , Sukhova GK.Barton M., Traupe T., Haudenschild C. (2001):Macrophage myeloperoxidase regulation by granulocyte macrophagecolony-stimulating fator in human atherosclerosis and implications inacute coronary syndromes.Am J Pathol.; 158:879-891.

Sutherland A, Cooper DW, Howie PW, Berliner J.A., Navab M., Fogelman A.M.(2004): The incidence of severe pre-eclampsia amongst mothers and mothers-in-law of pre-eclamptics and controls.Br J Obstet Gynecol.;88: 785-791.

Szarka A., Rigo J Jr., Lazar L.Berliner JA.(2010): Circulating cytokines, chemokines and adhesion molecules in normal pregnancy and preeclampsia determined by multiplex suspension array; BMC Immunol.; 11 : 59-64.

Taylor RN., Varma M., Teng NN,Bertram Pitt,Robert P. Byington, Curt D. (2011):Mulheres com pré-eclâmpsia têm níveis plasmáticos de endotelina mais elevados do que mulheres com gravidezes normais; J Clin Endocrinol Metab.; 71:16751677.

Toda A., Yokomizo T. e Shimizu T. (2007): Leukotriene B4 receptors. Prostaglandins Other Lipid Mediat.J Clin Endocrinol Metab.;68-69: 575585.

Tsukimori K., Fukushima K., Tsushima A, Birks J. (2005): Generation of Reactive Oxygen Species by Neutrophils and Endothelial Cell Injury in Normal and Preeclamptic Pregnancies; Hyperten.; 46:696-700.

Uotila J., **Solakivi T., Jaakkola O,Grimley Evans** J.(2008):Antibodies against copper-oxidised and malondialdehyde-modified low density lipoproteins in preeclampsia pregnancies; BJOG.;105: 1113-7.

Uzun H., Benian A., Madazli R.Bisoendial RJ., Kastelein JJP. e Erik SG. (2005): Circulating oxidized lowdensity lipoprotein and paraoxonase activity in preeclampsia.Gynecol Obstet Invest;60: 195-200.

Venkatesha S., Thadhani R., Ananth SA, Blankenberg S., Barbaux S. (2005): Soluble Fms-like tyrosine kinase 1 and endothelial dysfunction in the pathogenesis of preeclampsia; Pediatr Res.; 57 : 1R-7R.

Venkatesha S., Toporsian M., Lam C, Boren J., Olin K., Lee 1.(2010): Soluble endoglin contributes to the pathogenesis of preeclampsia; Nat Med.;12:642-649.

Verheugt F.(2011):The role of aspirin in women's health; International Journal of Women's Health.;3: 151-166.

Villa P., Laivuori H. e Kaaja R. (2009): Free fatty acid profiles in preeclampsia; Prostaglandins Leukot Essent Fatty Acids; 81: 17-21.

Villar R., (2006): Endothelial Dysfunction in Preeclampsia and Eclampsia; PoriyaMedicalCenter, Lower Galilee; 5:724-726.

Wakatsuki A., Ikenoue N., Okatani Y, Boring L., Gosling J. (2009): Partículas de lipoproteínas na pré-eclâmpsia: suscetibilidade à modificação oxidativa; Obstet Gynecol.; 96: 55-59.

Wallukat G., Homuth V., Fischer T, Cleary M. (2009): As doentes com pré-eclâmpsia desenvolvem auto-anticorpos agonistas contra o recetor AT1 da angiotensina; J Clin Invest.; 103:945-952.

Walther T., Jank A., Bartel S, Bose AK, Mocanu MM. (2008): Os anticorpos agonistas do recetor tipo 1 da angiotensina II reflectem alterações fundamentais na vasculatura uteroplacentária; Hyperten; 46:1275-1279.

Wang A., Rana S. e Karumanchi SA.(2009): Preeclampsia, o papel dos factores angiogénicos na sua patogénese; Fisiologia; 24: 147-58.

Wang Y. e Walsh SW.(1996): TNF alfa concentrations and mRNA expression are increased in preeclamptic placentasp; J Reprod Immunol.;32:157-169.

Wang Y.(2012): Aumento da excreção urinária de nefrina, podocalyxin e 0ig-h3 em mulheres com pré-eclâmpsia; Am Physiol.; 302: F1084-F1089.

Watson A. D., Berliner J. A., e Hama S. Y. (1995) Efeito protetor da paraoxonase associada à lipoproteína de alta densidade; J. Clin. Invest;.96 :2882-91.

Watson AD, Berliner JA, Hama SY, Yellon DM.(1999): Inibição da atividade biológica da lipoproteína de baixa densidade minimamente oxidada.J Clin. Invest; 7: 1432-64.

Wheller TL, Blackhurst DW, Dellinger EH, Bose AK, Mocanu MM, Carr RD (2007): Utilização de rácios de proteína de urina para creatinina na avaliação da pré-eclâmpsia; Am J Obstet Gynecol.;196 :465.e1-e4.

Wikstrom M.(2011): Ausência de resposta inflamatória sistémica aumentada às 18 semanas de gestação em mulheres com pré-eclampsia subsequente; BJOG.;109: 759-764.

Wojcicka G. Jamroz-Wisniewska A., Marciniak ABranen L, Hovgaard L, Nitulescu M.(2010): O efeito da glibenclamida sobre a paraoxonase 1 e a ativação plaquetária.Am J Obstet Gynecol.; 33: 126-132.

Wolf M., (2001): Obesidade e pré-eclâmpsia: o papel potencial da inflamação. Obstet Gynecol; 98: 757-762.

Wood JG, Johnson JS, Mattioli LF, Caldwell B.(2011): A hipóxia sistémica promove a adesão leucócito-endotelial através da geração de oxidantes reactivos, J Appl Physiol; 87: 1734-1740.

Wu M. (2010): Mutações nos genes da protrombina e da metilenotetrahidrofolato redutase em pacientes com complicações graves na gravidez no norte da Finlândia, Gynecol Obstet Invest.; 62:28-32.

Wulff H.e Pennington M. (2007): Targeting effector memory T-cells with Kv1.3 blockers; Curr Opin Drug Discov Devel.;10 :438-445.

Xiong G.(2007): Impairment of endothelial function in women with a history of preeclampsia: an indicator of cardiovascular risk; AJP- Heart.; 286:1389-1393.

You HJ., Cho SH., Mun YC, Channon KM.(2003):A migração transepitelial de neutrófilos em resposta ao leucotrieno B4 é mediada por uma cascata ligada à quinase regulada por sinal extracelular e espécies reactivas de oxigénio; J Immunol.; 170: 6273-6279.

Young B., Levine R. e Karumanchi A. (2010): Patogénese da pré-eclâmpsia; Annu Rev Pathol; 5: 173-92.

Yucesoy Y. (2005): Manifestações da síndrome metabólica após gravidez hipertensiva; Hyperten.;43:825-831.

Zhang R. (2011): Associação entre os níveis de mieloperoxidase e o risco de doença arterial coronária; JAMA.; 286 : 2136-42.

Zhang Y., Ying Ma J., Kapoun AM,Chappel S., Lewis M.(2007):O fator de crescimento endotelial vascular recombinante 121 atenua a hipertensão e melhora os danos nos rins num modelo de pré-eclâmpsia em ratos; Hyperten.; 50:686-692.

Zhou Y., Fisher SJ., Janatpour M, Christopher AP, Griendling K. (1997): Os citotrofoblastos humanos adoptam um fenótipo vascular à medida que se diferenciam - uma estratégia para uma invasão endovascular bem sucedida; J Clin Invest.; 99 : 2139-51.

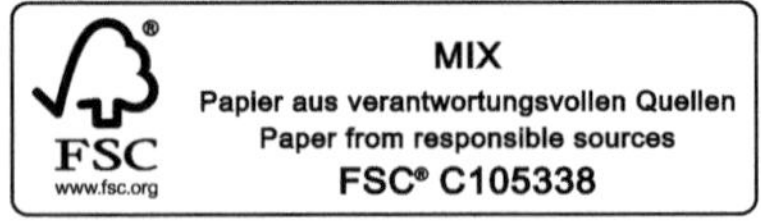

Printed by Books on Demand GmbH, Norderstedt / Germany